2018 年国家重点研发计划中医药现代化研究项目资助
（编号：2018YFC1704200-01）
“湿热证”文献研究成果

国医大师治疗湿热医案选粹

许建秦　呼兴华　主编
陕西省中医药研究院文献信息研究所

陕西新华出版
陕西科学技术出版社
Shaanxi Science and Technology Press
西安

图书在版编目(CIP)数据

国医大师治疗湿热医案选粹/许建秦，呼兴华主编. —西安：陕西科学技术出版社，2024.6

ISBN 978-7-5369-8909-2

Ⅰ.①国… Ⅱ.①许… ②呼… Ⅲ.①湿热(中医)-医案—汇编—中国—现代 Ⅳ.①R254.2

中国国家版本馆 CIP 数据核字(2024)第 045563 号

国医大师治疗湿热医案选粹

GOUYI DASHI ZHILIAO SHIRE YIAN XUANCUI

许建秦　呼兴华　主编

责任编辑　孙雨来

封面设计　曾　珂

出 版 者　陕西科学技术出版社

西安市曲江新区登高路 1388 号陕西新华出版传媒产业大厦 B 座

电话(029)81205187　传真(029)81205155　邮编 710061

http：//www.snstp.com

发 行 者　陕西科学技术出版社

电话(029)81205180　81205178

印　　刷　天津鸿彬印刷有限公司

规　　格　710mm×1000mm　16 开本

印　　张　14.5

字　　数　238 千字

版　　次　2024 年 6 月第 1 版

2024 年 6 月第 1 次印刷

书　　号　ISBN 978-7-5369-8909-2

定　　价　78.00 元

国医大师治疗湿热医案选粹

编　委

主　　编　许建秦　呼兴华

副 主 编　王晓琳　卢芬萍　高　原　杨　瑞

执行主编　杨潇雅

编　　委　（按姓氏笔画为序）

王晓琳　王悦彤　卢芬萍　刘厚利

闫醒刚　李耀辉　杨　瑞　杨潇雅

呼兴华　赵奕淇　赵凌霄　高　原

常　冰

编写说明

古人云："湿热为病，十居八九。"国医大师们勤求博采，传承创新，在湿热证治方面积累了丰富的临床经验，现存有大量的湿热证医案，其中蕴藏着大量宝贵的诊疗经验，对于我们认识湿热证的病因病机、诊断和治疗有重要的借鉴意义。

全书以研究医家为目的，按照医家出生年代先后排序，简要介绍医家学术背景，同时反映了国医大师们丰富的学术思想和独特的学术特色。

本书共辑选51位国医大师代表性湿热医案136则，酌加按语，标注出处，旨在剖析湿热医案病机演变特点，点评医家用药机巧，突出医家独到经验。读者从中不仅可领略诸名家关于湿热的辨证、立法、用药的心验和法度，而且还能体会现代中医湿热证治学术临床发展的特点。

编辑本书的过程也是整理国医大师关于湿热病证学术精华、学习其临证经验的过程。由于国医大师们所处地域、临床主攻病证等不同，在具体资料的取舍上编委会有所选择和偏重。标题即针对每位国医大师辨治学术思想精华提炼而成。

希望本书能够为广大中医药科技人员、临床医师、中医药院校师生及中医爱好者提供帮助。但由于编者水平有限，时间仓促，书中难免挂一漏万，在此谨对本书中所有引用资料的原作者、编者致以衷心的谢意！

编者

2022年12月

目 录

裘沛然：轻重缓急，层次分明

裘沛然，1913—2010年，浙江省慈溪市人。长期从事中医教育和中医理论、临床研究，在中医基础理论、各家学说、经络、伤寒温病、养生诸领域有颇多见解，对内科疑难病的治疗亦颇具心得，为培养中医人才作出了贡献。力倡“伤寒温病一体论”，并提出“经络是机体联系的学说”及“疑难病症治疗八法”，对中医学的发展提出“中医特色，时代气息”八字方针，并对“中医可持续发展”战略提出独到见解。对唐代医家孙思邈学术思想和诊治经验尽发掘能事。他倡言“孙氏医论，重在‘诚’字”，“孙氏选方，克臻‘精’字”，并系统研讨了《千金要方》《千金翼方》中近6000个处方，归纳其遣方用药的特点，给人以很大启示。2009年7月，荣获全国首届“国医大师”称号。

案1　单纯性痒疹

高某，男，47岁。1981年8月23日初诊。主诉：全身皮疹1周余。现病史：3个月前因高热、腹胀、腮腺肿胀在外院治疗，诊断为嗜酸性细胞增多症。曾多方治疗而疗效不佳，自行停药，1个月后逐渐缓解。近1周来，全身粟粒状皮疹瘙痒不休，并伴有口臭、口渴、身倦乏力、腹中胀气、大便溏薄、胃纳不佳，因不愿接受西医治疗，而来裘老处诊治。脉濡细，苔微腻。辨为：表卫不固，湿浊内停，又兼火热内郁，热伏营血，湿热交阻客于肌表。治宜益气固表，化湿凉血为先。处方：

生黄芪30克	青防风15克	生白术15克	江枳壳9克
浮萍草15克	川厚朴6克	干荷叶6克	玉泉散15克(包煎)
净蝉衣5克	大生地20克	佛手柑9克	净麻黄5克

14 剂。

服上方半月，腹胀即除、皮疹显退，皮肤瘙痒基本消失，仅夜间偶尔出现，胃纳渐增，大便由溏转实，精神亦佳，嘱其仍服上方以巩固疗效。

【按】中医之“粟疮”，现代医学称为“痒疹”或“单纯性痒疹”，系内郁火热复受风邪，或热耗营血，生风化燥，肌肤失养所致。该患者全身粟粒状皮疹，瘙痒不休，又兼 3 个月前曾患嗜酸性细胞增多症，因此符合“痒疹”这一诊断。但患者除有血热病机之外，还有身倦乏力、纳呆、便溏、苔腻等脾虚湿困之象，所以在治疗上重用黄芪为君药，配白术、防风以益气固表；配枳壳一升一降以补益中气；配生地、玉泉散以清气凉血；配川厚朴、佛手柑以理气化湿而消胀；以浮萍、荷叶、蝉衣清热利湿、透在表之热邪湿毒。本方特点是以麻黄为要药，其为辛温之品，虽用量较轻，但可“去邪热气”(《本经》)。

【出处】2016 年第 5 期《中医药通报》。

案 2　慢性尿路感染

汤某，女，35 岁。1970 年 1 月 4 日初诊。自述 1965 年 10 月患阿米巴痢疾，痢疾初愈即患尿路感染，服相应抗生素后能缓解，但稍劳后小便时即感酸痛不畅、溲色黄赤、有时暗红，伴腰痛腰酸、头晕、舌苔腻，脉濡。治宜清利下焦湿热，益肾通络。处方：

龙胆 10 克　肉桂 3 克　黄柏 12 克　知母 10 克
淫羊藿 12 克　胡芦巴 10 克　大青叶 15 克　车前子 10 克
生地黄 30 克

3 剂。

1970 年 1 月 8 日二诊：药后病情稍有缓解，又见经行头痛，经临腹痛，经行不畅。原方加当归、川芎、吴茱萸、（制）乳香、（制）没药、白芷活血调经止痛。

4 剂。

1970 年 1 月 12 日三诊：小便色暗红已减，腰痛亦轻，经临腹痛较前改善，唯腰骨酸楚感，再以前法出入。处方：

漏芦 10 克	大青叶 15 克	黄药子 10 克	鹿角 2.4 克（冲服）
龙胆 10 克	肉桂 3 克	黄柏 12 克	淫羊藿 10 克
胡芦巴 12 克	生地黄 15 克	升麻 15 克	熟地黄 15 克

3 剂。

1970 年 1 月 16 日四诊：原方去大青叶，加黄芪 15 克、蒲黄 12 克。

1970 年 1 月 26 日五诊：腰痛较甚，但转侧已自如，小便已畅，暗红色亦减。湿热已清，以补益肾精为主。处方：

龟甲 12 克	黄芪 15 克	漏芦 12 克	熟地黄 24 克（炙）
狗脊 10 克	枸杞子 10 克	黄柏 12 克	紫河车(粉)1 克（分冲）
附子 10 克	胡芦巴 12 克	黄药子 12 克	鹿角(粉)1.8 克（分冲）

3 剂。

1970 年 1 月 30 日六诊：药后腰酸大减，头痛头晕减轻，尿频尿痛均除。

【按】慢性尿路感染既有下焦热毒湿热，又有肾虚不足，两者需要兼顾，并根据具体情况加减出入。本例先以清利下焦湿热为主，用龙胆、黄柏、知母、大青叶、升麻、漏芦、黄药子等，务求清除下焦湿热。其中又考虑到久病肾虚不足的另一面，故先后选用淫羊藿、胡芦巴、生地黄、熟地黄、鹿角(粉)、肉桂加减补肾。五诊后则改用补益肾精为主，紫河车大补先天肾元，龟甲、鹿角通补督任二脉，熟地黄、狗脊、枸杞子、附子补肾，黄芪益气健脾又能利水。其中又不忘清利之品，而用黄柏、黄药子、漏芦等，轻重缓急，层次分明。

【出处】2012 年第 10 期《中医杂志》。

邓铁涛：肝脾同治，健脾为主

邓铁涛，1916—2019年，广东省开平市人。广州中医药大学终身教授，博士生导师，广东省名老中医。出身于中医世家，从事中医医疗、教学与科研工作60多年，对重症肌无力、冠心病、高血压、中风、慢性胃炎、慢性肝炎、肝硬化、糖尿病、红斑狼疮、硬皮病及危重病的抢救等，积累了丰富的诊疗经验。提出“五脏相关学说”，重视脾胃、气血痰瘀相关、由虚致损。在治疗湿热病时，邓老遵循叶天士、吴鞠通“温病学说”及李东垣“脾胃学说”，用温药以健脾祛湿。多注重从脾胃论治，以脾虚为本，湿热为标，认为脾虚贯穿于诸多疾病的整个过程。2009年7月，荣膺首届“国医大师”称号。

案1　乙型脑炎

蔡某，男，7岁。初诊：1958年7月9日。病史：发热已5天，今早体温极高(40.3℃)。诊查：面红唇赤、口渴、神志模糊，间有抽搐。舌苔厚黄，脉滑数。

辨证：证属暑温。治法：清热化湿开窍。处方：

生石膏60克（先煎）　知母9克　甘草3克　石菖蒲1.2克

连翘12克　金银花15克　芦根12克　天花粉12克

滑石15克（先煎）

紫雪丹1支，分2次隔3小时服1次。

1958年7月10日晨二诊：热度略低(39.6℃)，其他症状如前。处方：

生石膏60克（先煎）　滑石24克（先煎）　川黄连4.5克　芦根30克

知母9克　甘草3克　天花粉12克　全蝎3克

连翘 12 克　石菖蒲 1.2 克　钩藤 7.5 克　金银花 15 克

安宫牛黄丸 1 粒，至宝丹 1 克，两药合作 3 次服，每隔 2 小时服 1 次。

1958 年 7 月 10 日午三诊：前服汤药 1 剂，证无大变化，继予下方药服之。处方：

淡竹叶 12 克　甘草 3 克　知母 9 克　生薏苡仁 12 克
生石膏 60 克（先煎）

另用冬瓜、莲叶、生薏苡仁煎汤作茶。

1958 年 7 月 11 日四诊：热略退，面赤唇红，手指微有蠕动。舌质深红，苔黄白，脉滑数。处方：

生石膏 60 克（先煎）　生薏苡仁 12 克　知母 9 克　甘草 3 克
淡竹叶 12 克　石菖蒲 4.5 克

至宝丹 1.8 克，分 3 包，每 3 小时服 1 包。

另用冬瓜、莲叶煎水作茶。

1958 年 7 月 12 日五诊：热退，面微赤唇红，嗜睡，神志未完全清醒。舌苔黄，脉数。处方：

黄芩 9 克　金银花 12 克　石菖蒲 4.5 克　黄连 4.5 克
西瓜皮 15 克　天竺黄 9 克　竹叶 9 克　连翘 9 克
滑石 15 克（先煎）　鸡内金 9 克

至宝丹 1 克，分 2 次服。

另用冬瓜、莲叶、生薏苡仁煎汤作茶。

1958 年 7 月 13 日六诊：热退，眼赤，神志较清醒，不大便数日。舌苔黄较前薄，脉数。处方：

西瓜皮 15 克　谷芽 9 克　天竺黄 9 克　鸡内金 9 克
黄芩 9 克　竹茹 9 克　枳壳 4.5 克　土银花 9 克
玄明粉 9 克（冲服）　甘草 3 克

另用冬瓜、莲叶、生薏苡仁煎汤作茶。

1958 年 7 月 14 日七诊：已无发热，神志较清醒，眼赤减退，未下大便，舌苔薄黄，脉数。处方：

西瓜皮 15 克　冬瓜仁 30 克（打）　甘草 3 克　土银花 9 克
黄芩 9 克　生薏苡仁 12 克　谷芽 15 克

1958年7月15日八诊：神志清醒，惟神疲肢怠，已大便，胸出瘖，舌微有黄苔，脉滑数。处方：

冬瓜仁30克　生薏苡仁13克　甘草3克　茯苓15克
山药12克　鸡内金9克　花旗参4.5克（另煎）

是日下午5时30分针足三里、合谷（双）。

1958年7月16日九诊：神志清，惟神疲肢怠，胃纳不爽，胸部白瘖稍退。舌苔微黄，脉滑数。处方：

花旗参4.5克（另煎）　生薏苡仁12克　茯苓15克　山药15克
甘草3克　西瓜皮12克　冬瓜仁24克（打）

1958年7月17日十诊：神志清晰，白瘖已退，仍疲倦，不思食。舌苔微白，脉略数。处方：

花旗参4.5克（另煎）　生薏苡仁24克　山药15克　茯苓9克
南豆花6克　谷芽9克　甘草1.5克　竹叶6克

1958年7月18日十一诊：神志好，能起床步行，二便如常。舌苔白薄，脉略数。处方：

生党参30克　白芍9克　茯苓25克　山药24克
甘草6克　谷芽6克　鸡内金9克

观察3天，病愈出院。

【按】1958年，广州地区出现乙型脑炎，根据治疗过程中的观察，它同1955年石家庄流行乙型脑炎（偏热）、1956年北京市流行乙型脑炎（偏湿）都不相同。石家庄流行者偏热，故治疗以大剂清热为主；北京流行者偏湿，所以以化湿浊为主。而此次广州流行乙型脑炎之前多雨，发生之时天气极热，所以发病一般多表现为热盛湿伏，所谓外邪热盛而内有伏湿，这是中医辨证所不能忽视的。从上述病例及同期治疗的其他病例来看，以白虎汤去粳米，加薏苡仁或其他清暑去湿药，如西瓜皮、鲜荷叶、冬瓜、淡竹叶等适用于发热前期，容易退热和减轻症状。后期昏迷抽搐，则量度症情而使用牛黄丸、紫雪丹和至宝丹。至于热盛生风或热极者宜酌用犀角、羚羊角，或以羚羊角骨代羚羊角，亦可收到一定功效。熄风则重用石决明。湿气留连中焦气分，应注意其脉象，见有虚象，应加入人参以固气，但湿脉亦似虚象，其间宜细辨。后期宜及时固脾，因湿乃脾土之邪，及时固土，则四肢健运；气足脾旺，可以减少后遗症而加速体力的恢复。但应注意用得其时，否则助邪。

【**出处**】2010 年 6 月《跟名师学临床系列丛书·邓铁涛》。

案 2 深部霉菌病

隋某，女，2 岁。初诊：1974 年 12 月 1 日。病史：发热腹痛 3 周，排黏液大便 10 天。患儿 3 周前开始低热，流涕，5 天后高热，腹痛，即到某西医院留医治疗，曾用四环素、红霉素、卡那霉素、庆大霉素等，治疗期间相继出现呕吐，大便带黏液，口腔黏膜有白色分泌物，外阴部有白膜样物被覆等症状。后因大便培养发现念珠菌，喉液涂片霉菌(+)，而做二重感染治疗，停用上述抗生素而改用制霉菌素，未见明显好转，遂于 1974 年 11 月 18 日转我院留医，当时除上述症状外，并见高热(39.9℃)，精神疲惫，面色潮红，唇干裂，渗血，咽稍红，时有腹痛，但不剧烈，全腹未见明显压痛及反跳痛，大便每日 2～3 次，带有黏液，心、肺、肝、脾未见明显病理体征，舌质稍红，苔少，脉濡数。血常规：白细胞 22.1×10^{9} 个/升，分类中性粒细胞 0.74×10^{9} 个/升；杆状细胞 0.04×10^{9} 个/升；淋巴细胞 0.19×10^{9} 个/升；单核细胞 0.03×10^{9} 个/升。西医诊断：深部霉菌病(黏膜及内脏型念链球菌病)。辨证：为湿温证(邪在气分)。初用中药及西药制霉菌素，第 8 天后改用克霉唑、苯甲异恶唑霉素、氨基苄青霉素、磺胺甲基异恶唑及其他对症治疗。经上述治疗体温曾一度降至 37.5℃，大便每日 1～2 次，外阴还有少许白膜样被覆，大便常规仍发现念珠菌(12 月 2 日)。随即体温有逐渐升高达 38.8℃，并见咳嗽，口不渴，大便每日 9 次，质同前。诊查：舌质红，苔黄黑，脉数。双肺呼吸音粗，右肺可闻湿啰音。颈部及上胸有斑丘疹。X 线胸片为右上肺炎(院外会诊：肺部炎性灶，考虑为霉菌所致，但不排除细菌感染)。血常规：白细胞 16.55×10^{9} 个/升，分类中性粒细胞 0.80×10^{9} 个/升；淋巴细胞 0.11×10^{9} 个/升；杆状细胞 0.01×10^{9} 个/升，单核细胞 0.04×10^{9} 个/升。辨证：温热之邪壅郁三焦。治法：清上下焦湿热。处方：

白头翁 15 克　　秦皮 12 克　　川黄连 3 克　　桃仁 6 克

薏苡仁 15 克　　冬瓜仁 10 克　　鱼腥草 15 克　　苇茎 15 克
甘草 4.5 克　　小叶风尾草 15 克

西药仍用克霉唑，抗生素则用庆大霉素、红霉素。

1974 年 12 月 8 日二诊：用上药治疗 8 天，除大便次数减为每日 2 ~3 次，小便频急有所改善和体温稍下降(在 38.3 ~39℃之间)外，咳嗽等其他症状无改善，颈及胸部皮疹稍增，皮肤粗糙，苔转薄黄，病有好转之机，但上焦湿热仍明显，且有伤津现象，中药改拟苇茎汤合泻白散加减专理上焦。处方：

竹叶 6 克　　钩藤 10 克　　蝉蜕 3 克　　桑白皮 10 克
地骨皮 10 克　　苇茎 10 克　　桃仁 6 克　　冬瓜仁 10 克
薏苡仁 10 克　　甘草 1.5 克　　西洋参 4.5 克(另煎冲服)

西药单用克霉唑，停用抗生素。

用上药的第 3 天(12 月 11 日)体温下降至 37.4℃。咳嗽明显减轻，精神、胃纳稍好，之后体温一直稳定于 36.5 ~37.5℃之间，其他症状逐步减轻，第 5 天(12 月 13 日)肺部啰音消失，仍用上方加减出入。其后大便逐步转正常，外阴部白膜消失，体温正常。12 月 23 日胸透示肺部炎性灶消失(1 月 6 日停用克霉唑)，后期根据病情，曾分别予四君子汤合苇茎汤加减及桑螵蛸散加减。1975 年 2 月 5 日诸症消失，各种检查均在正常范围内而痊愈出院。

【按】本例为深部霉菌病，霉菌侵犯黏膜及消化系、泌尿系、呼吸系等多个系统。中医辨证属湿温证，邪气充斥上、中、下三焦，病虽错综复杂，由于采取中西医结合，共同努力，终得治愈。本例中医治疗经过反复辨证，最后用清热利湿之剂，并根据湿热在上、中、下三焦的不同，而选择不同方。如初以上、下二焦为主，则用苇茎汤合白头翁汤；后邪偏重于上焦，且有湿热化燥伤及肺阴之征象，故用苇茎汤合泻白散。于是病情得以逐步改善。邪退以后，由于大病伤正，故较长一段时间予以健脾及补肾之品收功。此外，观本例病情演变及中西用药经过，可看到除西药的治疗作用外，中医的疗效是肯定的。1977 年夏天于某医院会诊诊断为深部霉菌病(侵犯脑组织)，给予苇茎汤加味，通过中西医结合治疗，亦获痊愈。故我认为千金苇茎汤对深部霉菌病是有一定疗效的。

【出处】2010 年 6 月《跟名师学临床系列丛书·邓铁涛》。

朱良春：病证结合，从肾论治

朱良春，1917—2015 年，江苏镇江市人。教授、主任医师。早年拜孟河御医世家马惠卿为师，继学于苏州国医专科学校，并于 1938 年毕业于上海中国医学院，师事章次公。先生治学严谨，医术精湛，从事中医临床七十载，擅长治疗内科疑难病症，特别是风湿病、肝病、肿瘤、脾胃病、老年病等病证，倡导“顽痹从肾论治”“辨证与辨病相结合”“对急性热病治疗‘先发制病’”等观点，通过长期的临床实践，形成了自己较为独特的临证思辨特点和学术思想，因擅用虫类药物治疗疑难杂症，加之其所著《虫类药的应用》一书，饮誉医坛，蜚声海外，故今人有“虫类药学家”称之者。2009 年 7 月，荣膺“国医大师”称号。

案 1　早期肝硬化

王某，男，30 岁，干部。于 3 年前罹乙型肝炎，肝功能长期不正常，纳减，倦怠无力，症情不见好转，形体日趋消瘦。曾在南京、上海等地医院检查，确诊为早期肝硬化，乃来南通诊治。主诉：胁痛纳差，口苦溲黄，齿龈渗血，夜寐梦多。诊脉弦大，苔黄腻，舌质殷红，面色晦滞。触诊肝大肋下 1.5 厘米，剑突下 5 厘米，质地Ⅱ度，脾可触及，压痛(+)。责之为湿热蕴结，肝胆疏泄失司，迁延日久，进而气滞血瘀，络脉痹阻。先宜清泄肝胆湿热，以治其标。药用：龙胆草、茵陈、苦参、柴胡、生大黄、山栀、黄芩、当归、生地、地骨皮、甘草、虎杖、金钱草、白茅根等出入为方，服药 2 周，诸症减轻，苔腻已化，脉象弦细，复查肝功基本正常。改投复肝丸，每服 3 克，每日 3 次。间或伍以疏肝养肝、化湿和脾方药。治疗半年，面色红润，诸症除。检查肝大肋下 1 厘米，剑下 3 厘米，质地Ⅱ度，肝功亦在正常范围内。恢复工作，迄今一切良好。

【按】肝郁脾湿，久结不解，正气尚实，邪从火化，出现以胁痛、口苦、尿黄为主的肝胆湿热证。其病理机转是肝胆湿热而影响脾胃壅滞。吴氏《医方考》中云："肝为至阴，胆无别窍，怒之则气无所泄，郁之则火无所越……故病则气血俱病。"湿遏中焦，邪从热化，肝失疏泄，移热于胆。其症肝脾俱肿，胁痛脘痞，头眩口苦，纳减腹胀，心烦易怒，溺短而黄，大便秘结或溏滞不爽，并可出现黄疸，苔黄厚腻，脉多弦数。治宜清肝利胆，泄热渗湿。以龙胆泻肝汤、茵陈蒿汤加减。不宜早用复肝丸。治宜苦寒直折肝胆之火，通利脾胃壅滞之邪。本案病程虽长，癖积已成，但体气未虚，祛邪为急，故以龙胆泻肝汤加减。两周而湿热之邪得泄，继用复肝丸以治其本，获得肝肿缩小之良效。

【出处】2001 年 1 月《中国百年百名中医临床家丛书·朱良春》。

案 2　尿毒症

从某，男，45 岁，干部。1976 年 9 月 20 日诊。患者于 1958 年患肾炎，次年出现尿毒症，以中药为主积极治疗，病情逐步好转稳定。近因受凉、劳累而发作，患者面色少华，面浮尿少，神疲纳差，血压偏高，舌苔薄黄，舌质淡红，脉象细弦。血压 180/120 毫米汞柱（慢肾高血压型）。肾图提示：两侧排泄功能受损，呈轻度梗阻型。肾功能检查：尿素氮 28.8 毫摩/升，肌酐 1.62 毫克/24 小时。血脂分析：胆固醇 267 毫摩/升，甘油三酯 130 毫摩/升，β 脂蛋白 357。尿检：尿蛋白+++，白细胞+，红细胞少许，透明管型+，颗粒管型+。证属脾肾阳虚，湿热凝聚，拟方温补脾肾，兼化湿热：

淫羊藿 15 克　炒白术 15 克　潞党参 12 克　炙黄芪 30 克
菟丝子 12 克　赤小豆 30 克　车前子 18 克（包煎）　蛇舌草 30 克
益母草 90 克（煎汤代水煎药）

以上方为基本方，曾随证加用防己、荠菜花、蝉衣、广地龙等，共服药 144 剂，尿常规、血压、肾功、肾图均正常，病情基本缓解。

【按】本案以肾虚为本，湿热为标，治宜益肾清利。过去医者对此证循守温补脾肾之常法为治，虽病愈者不少，但仍有部分病例之水肿终难消退，蛋白尿缠稽难除，病情经常反复，并易于感冒。究其根由，殆正虚而邪着未去，内湿外湿相合，留恋气分，弥漫三焦，郁而化热，加之肾气亏虚，致使疾病缠绵难愈。故治当在补益脾肾之剂中参入清利湿热之品，如蛇舌草、六月雪、菝葜、漏芦、荠菜花、苡仁、石韦、龙葵等，可以提高治疗效果。

【出处】2001 年 1 月《中国百年百名中医临床家丛书·朱良春》。

案 3　风湿热

何某，女，38 岁，营业员。初诊：近周来发热不退，甚至体温高达 39℃，关节游走性疼痛，以致行走不利，乃往某院急诊室治疗，且于 3 天前入院观察，查抗“O”：833U，血沉 38 毫米/时，服阿司匹林有效，确诊为风湿热。刻下体温 38℃，关节痛剧，以下肢为甚，舌苔黄腻，脉象濡数，证属湿热流注经隧，治拟清化湿热，祛风通络。处方：

葎草 20 克　寒水石 15 克　炙僵蚕 10 克　生薏苡仁 30 克
酒炒桑枝 20 克　寻骨风 20 克　广地龙 10 克　知母 12 克
六一散 10 克（包煎）
4 剂。

二诊：药后关节疼痛显减，但脉数未静，此邪热尚未趋戢之征。体温 37℃，口干纳呆，舌苔黄腻，舌质红，仍守原方出入，上方加老鹳草 20 克。6 剂。

三诊：服上药后关节疼痛明显缓解，且能行走，舌苔薄，脉濡。湿热流注经络，已渐趋泄化，效不更法。原方加全当归、乌梢蛇各 12 克。6 剂。

四诊：关节疼痛已止，苔薄微腻，上方又进 6 剂，后复查抗“O”500U，血沉 12 毫米/时，基本痊愈。

【按】类风湿关节炎属自身免疫性疾病，朱教授常用淫羊藿、露蜂房调节机体免疫功能。对血沉、抗“O”、黏蛋白增高而呈风寒湿痹表现者，多选用川乌、桂枝；对湿热痹表现者，多选用葎草、寒水石、虎杖。验之临床，不仅可改善临床症状，且可降低这3项指标。对长期使用西药激素的患者，在逐渐减量的同时，给予补肾治疗，并常用大剂量穿山龙、萆薢。扶正与逐邪痹证之形成，与正气亏虚密切相关，即其初起，也要充分顾护正气。朱教授一般不用防风汤、羌活胜湿汤之类，自拟温经蠲痹汤。若病久失治，阴阳气血亏损，病邪深入经隧骨骼，正气既已不足，诸邪混杂，更难别除，筋骨损害，疼痛持续，此际应当扶正与逐邪并重，扶正不仅着眼于气血，更要考虑督脉与肾。常用黄芪、当归补气血，淫羊藿、蜂房补肾督，逐邪则多用全蝎、蜈蚣、土鳖虫之类虫蚁搜剔之品，配合川乌、桂枝之温经散寒，苍术、薏苡仁、萆薢之健脾除湿；俾正气充足，邪无容身之所，则阳得以运，气得以煦，血得以行，而顽疾斯愈矣。

【**出处**】2001年1月《中国百年百名中医临床家丛书·朱良春》。

案4　双侧肾盂及输尿管积水

张某，男，40岁，采购员。1975年8月27日初诊。自诉反复出现血尿、腰痛，已有4年之久，迭经治疗，均未见效。面部浮肿，失眠乏力，曾数次尿血，今年7月27日又出现血尿，在南通大学附属医院做静脉注人造影剂后，在8分钟、25分钟、60分钟时各摄X线片1张（片号：24824），结果：肾盂、输尿管显影不满意，但见双侧输尿管及肾盂有积水现象。印象：两侧肾盂及输尿管积水（结石引起可能性为大）。7月30日尿检：红细胞（++++）。7月31日尿3杯试验：蛋白（+），红细胞（+++），白细胞（少许），3杯结果均同。苔薄微腻，脉弦细。此乃湿热蕴结下焦，凝而为石，阻塞气化，水液蓄潴。治宜化湿清热，利水通淋，而消结石。方拟通淋化石汤加减，处方：

金钱草60克　鸡内金10克　海金沙12克（包煎）　石见穿30克
石苇15克　冬葵子12克　芒硝6克（分次冲服）　小蓟18克
六一散10克　琥珀末3克（吞服）

8剂，水煎服。

1975年9月6日二诊：服第7剂后，排出结石3枚（0.7厘米×0.5

厘米、0.35厘米×0.2厘米各1枚，另1枚落入厕所内，未能捡出），面浮及腰痛略有减轻，苔薄腻，舌边有齿痕，脉细弦。效不更方，继进之。上方加黄芪15克，地龙12克。8剂。

1975年9月16日三诊：面浮、腰痛尚未悉除，是积水未尽，肾虚未复之征，苔薄腻，脉细。前法继进之。上方去地龙，加楮实子15克，8剂。

1975年9月24日四诊：面浮已消，腰部微酸。原方继服8剂。

1975年10月9日五诊：诸象趋平，小溲甚畅，自觉精神颇爽，舌淡红，苔薄，脉细软。再为善后，上方继服8剂；六味地黄丸500克，早、晚各服9克，以巩固疗效。12月15日在附属医院复查，完全正常，恢复工作，迄今未发，已属痊愈。

【按】朱教授采用自拟“通淋化石汤”治疗泌尿系结石引起双侧肾盂及输尿管积水病人，每获良效。湿热蕴结，灼炼尿浊成石后，若机体泌尿功能减退，结石不断增大，就难以排出，而引起一系列的病理变化，如结石嵌顿，造成尿流梗阻，就将出现肾或输尿管积水，或急慢性尿潴留，甚至尿闭等。综观本案病人的诊治过程，正属于泌尿系结石阻塞所致的双侧肾盂及输尿管积水，病人在服用朱氏自拟的通淋化石汤后排出了尿石，腰痛、尿血、浮肿诸症亦随之消失。通淋化石汤原方系首诊方去小蓟、琥珀末，加两头尖。其加减法：尿血去两头尖，加琥珀末、小蓟、芯麻根；腰腹剧痛加延胡索、地龙；发热加柴胡、黄芩；尿检有脓细胞者加败酱草、土茯苓。

【出处】2001年1月《中国百年百名中医临床家丛书·朱良春》。

李玉奇：清利湿热，善于疏导

李玉奇，1917—2011年，辽北银州城人。教授，博士生导师。从医六十余载，工精内、妇、儿科3科，精研脾胃病30余载。他根据《黄帝内经》《圣济总录》中的有关论述，结合现代医学检测手段，首先提出“以痈论治”的学术论点，打破历代医家多以“胃脘痛”“胃痞”辨证施治的模式，并对本病发生发展的病因学分类和病势演变分期提出新的见解，总结出一整套新的辨证施治体系。2009年7月，被评为首届“国医大师”。

案1　急性乙型肝炎

尚某，女，21岁。因升学体检，查出“大三阳”来诊，实验室检查证实病毒复制，丙氨酸氨基转移酶急剧升高，临床确诊为急性乙型肝炎。患者并无所苦，惟觉倦怠，食欲减退，诊得其脉弦细，舌红绛，苔白。证属湿热内盛，气滞血瘀。治以清利湿热，行气活血。处方：

柴胡20克　郁金15克　牡丹皮15克　虎杖30克
龙胆草20克　栀子15克　黄柏20克　板蓝根20克
大青叶20克　青葙子15克　滑石20克　青黛5克（冲服）

上方加减服药1月，复查肝功能正常。继续服药2月，复查乙肝两对半已全部转阴。

【按】本案运用方剂名味利肝实脾饮，疏肝利胆，清热祛湿，主治急性肝炎。方中柴胡、姜黄、郁金、牡丹皮打前锋带兵出战；茵陈、虎杖、龙胆草为精兵轻骑直入敌军后方，擒贼先擒王；栀子、黄连、黄柏、茯苓、滑石等清利湿热，健运脾气，宛如派兵远交近攻，稳住脾土；板蓝根、大青叶则是趁火打劫，痛打落水狗；青葙子、谷精草作为佐使，引路人肝，所谓“兵无向导不达贼境，药无引使不通病所”是也。

【出处】2012 年 3 月《名老中医肝病治验录》。

案 2　肾结石

陈某，男，52 岁，辽宁省级机关职员。1984 年 4 月就诊。病人自诉腰部针刺样疼痛，难以忍受，午后轻微发热，尿短赤黄，淋漓不畅；诊见面部轻微浮肿，腰部有按痛及叩击痛，舌体胖，苔白，脉弦实有力。经 B 超与 X 线摄片诊断为：肾结石，结石大如黄豆粒，位于输尿管上端。此乃郁热于肾，结为砂石，属于石淋实证。治拟通淋利湿，化热疏导。处方：

白茅根 25 克	桑白皮 20 克	海浮石 15 克	黄柏 10 克
当归 20 克	海金沙 20 克（包煎）	草薢 15 克	甘草 15 克

水煎服，连服 12 剂观察。

二诊：腰痛减轻，排尿较畅通，大便偏溏，胃纳渐进，精神状态比以前乐观，脉来稍缓和。仍按前方加味：大黄 5 克，瞿麦 25 克，灯芯草、檀香各 10 克。煎服同前，连服 12 剂观察。嘱其第 2 次服药后，再作 X 线检查。

三诊：腰部刺痛转为腰酸，腹部下坠感，排尿短数，午后低热渐减，舌苔渐退，脉弦细。X 线片显示：结石下移，结石体积渐小。守方继进 12 剂。

四诊：腰部已不痛，唯腹胀明显，尿短，面部浮肿已消，余无症状，四诊所见同前。仍按原方加味：生蒲黄 10 克（包煎），石苇、卷柏、王不留行各 15 克。12 剂，水煎服。

五诊：尿短，下腹胀痛明显，口渴，大便偏溏，气虚无力，四肢麻胀，舌质绛少苔，脉弦细。诊为结石下移，肾气受损；当益其气，迫使结石排出。重新调整方剂：黄芪 40 克，党参 25 克，茯苓、当归、甘草、凤凤眼草各 20 克，桃仁、王不留行、卷柏、红豆蔻各 15 克，沉香、木通各 10 克。连服 12 剂观察。经治疗 3 个月，复查 X 线片：肾及输尿管已无结石。病人亦无症状而治愈。

【按】本案为热郁于肾，结为砂石之实证，故治以通淋利湿，化热疏导为主。此法适用于热郁结石之石淋实证。因湿热下注，郁热于肾，结为砂石，阻滞于肾，气机郁滞，气化不利；则见腰部刺痛、胀痛，甚或绞痛，小便黄赤短涩，或有发热、浮肿、口渴等症，苔白，脉弦。药用黄柏、大黄、卷柏、桑白皮清利下焦之热郁；白茅根、草薢、瞿麦、灯芯草利湿清热通淋；海金沙、石苇、海浮石消石排石；檀香、王不留行理气疏导，以助结石下行；当归、生蒲黄活血化瘀，使热郁清、湿蕴去、气滞散，而结石下移排出。因病人年迈，病史较久，故后期出现肾气受损之症，治疗用药宜予参芪益气之品，以补益肾气，助其气化，促使结石排出而愈。

【出处】2011 年 1 月《百家名医治验实录》。

案 3　直肠息肉

姚某，男，36 岁。以“腹痛伴便溏 3 个月”为主诉。患者近 3 个月来出现少腹痛伴肠鸣，腹泻，胃脘胀痛，遂于 2005 年 12 月 5 日就诊于中国医科大学附属第一医院，查肠镜示：①直肠息肉（山田 I 型）；②直肠黏膜浅表小溃疡，周围黏膜明显出血、充血、糜烂。病理示：炎性息肉。胃镜示：浅表性胃炎伴胃窦萎缩性胃炎。给予口服麦滋林、替普瑞酮等，症状未见明显改善，遂于 2005 年 12 月 16 日来我院求治于李老。症见：腹痛，肠鸣腹泻，每日 1～2 次，便中可见黏液，无脓血，伴见胃脘胀痛连胁，偶有吞酸嗳气，纳差，四肢不温，小便频色黄，自诉 2 个月内体重下降 10 千克，平素饮食及生活不规律，无烟酒嗜好。望其面色晦黯，形体消瘦。舌质红，苔白腻，右手脉沉弦，左手脉濡。全腹无压痛，肝脾肋下未及。中医诊断：腹痛（大肠瘀滞型）治则：清热健脾化湿，清肠化痈汤，处方：

威灵仙 20 克	苦参 10 克	槐花 20 克	茯苓 20 克
薏苡仁 15 克	厚朴 15 克	扁豆 15 克	麦芽 15 克
槟榔片 20 克	秦皮 10 克	黄连 10 克	白头翁 20 克
桑白皮 10 克	水红花子 15 克		

6剂，水煎服。嘱其调情志，忌寒凉、辛辣饮食。

二诊：患者自诉仍觉腹痛，胃胀及两胁，食欲欠佳，大便日1～2次，先干后稀。舌淡绛，苔白腻，脉弦细。患者虽以湿热蕴结于里为主症，然亦有脾胃阳虚之征，患者现胃脘连胁胀痛不解，故当消积理气以通郁，温阳活血以运气，气行则血行，瘀滞可解。治以清热健脾行气化湿之法。前方加莱菔子15克以消食除胀，降气化痰；檀香5克以温中开胃；姜黄15克以破血行气，通经止痛。

三诊：患者大便基本恢复正常，质软成型，无黏液，无明显胃痛。腹部时有隐痛，伴肠鸣，食欲明显改善。查舌淡绛，苔白腻，脉弦细数。大便恢复正常，黏液消失说明湿热渐清，胃气逐渐恢复，然肠鸣腹痛仍在，瘀滞难解，故应继续给以清热利湿，行气除瘀之品。方中白头翁、秦皮、苦参清热燥湿，槟榔片、厚朴燥湿消痰，下气除满；防风清热利湿，行气化瘀。处方：

苦参15克	防风15克	厚朴15克	槟榔片15克
白芍25克	秦皮20克	三七5克	白头翁20克
莱菔子15克	乌贼骨20克		

6剂，水煎服。

患者经口服汤药20余剂后，腹痛症状基本消失，大便成形，无黏液。胁肋及胃脘偶有胀感，饮食小便均正常。舌淡绛，苔白微腻，脉细微弦。

【按】患者以腹痛伴见黏液稀便为主诉，其病机本质为湿热内蕴，瘀滞肠道。然从临床症状来看，既可见胃脘胀痛连胁，伴有吞酸嗳气等肝气郁滞之症，又有纳差，四肢不温等脾胃阳虚之候，故实为寒热错杂之征，治当清热健脾除湿，使湿去，热清，郁解，脏腑和，经脉通。方中苦参、槐花、黄连、白头翁、秦皮清热燥湿，凉血解毒；茯苓、薏苡仁淡渗利湿，使湿邪从小便而出，给邪以出路；扁豆、麦芽健脾化湿扶正而不滋腻；厚朴、槟榔片行气利水，二药合用，除痰饮，去结水，破宿血，温胃气，消化水谷而止痛；水红花子消瘀破积，健脾利湿，消中有补，补中带消，通络除瘀；威灵仙性辛温，祛风湿，通经络，佐诸药之寒凉。李老云：但见便脓血者，纵有虚寒之象，也切忌温补，当以清热利湿为先。

【出处】2013年第2期《辽宁中医杂志》。

案4　溃疡性结肠炎

杨某，男，30岁。以“脓血便2月余”为主诉。患者于2个月前因过量饮酒后睡凉炕出现脓血便。在外院多方诊治无效，遂来诊。症见：排稀软便，每日6～7次，便中带有少量黏液及脓血，便前腹痛肠鸣，便后不爽，伴乏力，口干不渴，食欲尚可。患者平素饮食不规律，有过量饮酒史。查：面色灰垢，形体适中。脐旁轻微压痛。于当地医院做肠镜示：溃疡性结肠炎。患者平日饮食不节，蕴湿于内，郁而化热，湿困脾土，脾阳不运，复感寒邪，脾阳受遏，故见排稀便，每日6～7次；湿热下注于肠，化腐生痈，郁滞气机，故可见便中带有少量黏液及脓血，便前腹痛肠鸣，便后不爽，脾虚湿蕴，津不上乘，故见乏力，口干不渴。舌脉均示内有湿热蕴结之象。中医诊断：泄泻(湿热蕴结证)治则：清热利湿，行气通腑。洄溪汤加减，处方：

苦参15克	甘草20克	槐花20克	白头翁20克
秦皮20克	葛根10克	当归20克	厚朴15克
茯苓20克	薏苡仁20克	沉香5克	芡实15克
黄连15克	槟榔片15克		

6剂，水煎服。嘱忌酒及辛辣饮食，勿过劳，避寒凉。

二诊：患者自述大便干稀不调，脓血及黏液都较前减少，伴有肠鸣，舌红，苔腻微黄，脉弦滑。患者服药后，湿热症减，但郁滞未除，故予行气解郁，通腑泄热。此证多湿热夹杂为患，病势缠绵，故治疗应始终坚持清热利湿之原则，再以随症加减。前方中加防风，去肠风而止利，木香顺气，行气而化滞。6剂水煎服。

患者服药3个月，排便完全恢复正常，无黏液脓血便，无腹胀腹痛等症状，面色渐露光泽，体重略微增加。未复查肠镜。随访病情无复发，嘱其注意起居饮食。

【按】患者素体蕴热，有饮酒史，从症状上来看，大便黏滞而不爽，口干不渴，面色灰垢，舌红，苔白腻，脉弦数，均为体内湿热蕴结之征。结合现代医学之诊断，溃疡性结肠炎多为一种炎症反应，肉眼可见黏膜弥漫性充血、水肿，表面呈细颗粒状，脆性增加，糜烂及溃疡，病理可见大量中性粒细胞浸润。从西医角度来讲，其病理过程可释放大量的炎性介质，是一种产热反应；从中医学理论来讲，它是一种内痈的表现，血败肉腐，化热生疮，2种理论殊途而同归，故治疗用药当以清热利湿，行气化滞为原则，且根据其病势缠绵难愈之特征，清热利湿之原则当贯彻始终。待湿邪渐清，热无所倚，则势不可张，再予健脾利湿之法扶正，进一步铲除余邪，以达到治愈之目的。

【出处】2013年第2期《辽宁中医杂志》。

李辅仁：治病求本，标本同治

李辅仁，1919 年 6 月生，河北省香河县人。中医世家，幼年即随父、兄研习中医经典著作。1939 年拜名医施今墨为师，成为施派之嫡传弟子。从事高干医疗保健和临床工作 60 多年，在养身、护心、保心、延年、益寿、抗衰老、老年骨关节病等方面具有独特见解和研究。十分注重对《内经》《难经》的研究，主张“治病必求于本”“标本同治”，并将“形能学”应用于临床，颇有特色；对老年病的生理、病理变化结合五脏六腑配合五行六气的辨证施治有独到见解。2009 年 7 月，被评为首届“国医大师”。

案 1　慢性胆囊炎

宋某，男，76 岁。于 1991 年 12 月 20 日就诊。患者 8 年前患胆囊炎，胆结石反复发作，久治未愈，家属拒绝手术，就诊治疗，胃脘连及右胁疼痛，右肩背痛，腹胀纳呆，呕恶欲吐，无矢气、嗳气，恶心，口苦纳呆，面色暗滞，神疲乏力，大便不通，小便赤黄，舌苔黄白而薄腻，脉弦小数。做 B 超检查，诊断为慢性胆囊炎、胆石症。此症脉证合参为肝胆失于疏泄，湿然蕴结，横逆犯胃，舒利肝胆，清热利湿，和脾胃法治。处方用经验方利胆排石汤：

金钱草 30 克	茵陈 20 克	郁金 10 克	香附 10 克
赤芍 10 克	白芍 10 克	木香 5 克	柴胡 10 克
黄芩 10 克	川军炭 5 克	清半夏 10 克	陈皮 10 克
鸡内金 10 克			

7 剂，水煎服。

二诊：食欲欠佳，胁痛减轻，大便通畅，食后腹胀嗳气，守原方加大腹皮 10 克，莱菔子 10 克，再服 7 剂。

三诊：胁痛腹胀基本消失，食欲渐增，偶有背痛，脉转弦缓，舌苔薄白，原方减去茵陈，加北沙参 10 克，炒三仙 30 克，调治月余，诸症消失。

【按】本案为肝胆郁滞，湿热蕴结，脾胃运化失司，湿困中阻，故苔腻、小便赤黄、大便不通；肝胆气滞，脾胃升降失常而胁痛腹满，口苦纳呆，呕恶欲吐。“利胆排石汤”是以二香白郁汤合小柴胡汤，用军炭通腑力缓，适用于老年人清热利胆，待痛止、诸症好转后出现背痛，故加沙参益气养阴，又原方减茵陈。

【出处】2004 年 4 月《李辅仁治疗老年病经验》。

案 2　肾盂肾炎

赵某，女，70 岁。于 1982 年 7 月 6 日初诊。患者发热 3 天，小便短赤，频涩痛，腰痛，小腹胀感，口干喜冷饮，大便干燥，面目虚浮，下肢浮肿。检查：体温 38.9℃。化验尿常规：尿蛋白(H)，红细胞 10 ~ 20/μL，白细胞 5 ~ 10/μL。脉弦滑，舌质红，苔腻白黄相兼。西医诊断：肾盂肾炎。投以萆薢分清饮加减治疗。处方：

萆薢 10 克	乌药 5 克	石苇 30 克	银花 30 克
白茅根 30 克	滑石块 30 克	甘草 5 克	石菖蒲 10 克
泽泻 20 克	旱莲草 15 克	车前草 20 克	通草 3 克
生薏苡仁 15 克			

3 剂。

二诊：服药 3 剂，热已退，体温正常，小便涩痛好转，腰酸。原方银花减至 15 克，加旱莲草 10 克，服 7 剂。

三诊：服药后腰痛发转，尿常规正常，浮肿消失，脉转弦细。舌苔已退净，厚纳不香，投以益气、健脾、和胃法治疗。处方：

石苇 30 克	女贞子 10 克	旱莲草 10 克	半夏曲 15 克
炒谷芽 10 克	麦芽各 10 克	砂仁 3 克(后下)	炒白术 10 克
茯苓 15 克	党参 10 克	广木香 5 克	甘草 3 克

姜 2 片　　　　　大枣 10 克

连服 14 剂，获痊愈。

【按】本案为膀胱湿热下注，迫及血络，血热妄行，故尿短频涩痛，热蕴于下焦则溺血，治疗以清利湿热为主，通淋止血。主方以萆薢分清饮为主加减，用旱莲草、车前草配伍，益肾清利湿热而止血，合石苇、茅根通淋止血以增强功效，薏苡仁、通草，利湿且能健脾，木通对老年人应少用，易引起尿血，常用通草代之，淡渗通利疗效好。诸症渐复，再以香砂六君汤加味益气健脾和胃，扶佐益肾通淋药而收功。

【出处】2004 年 4 月《李辅仁治疗老年病经验》。

案 3　慢性前列腺炎

孙某，男，70 岁。于 1992 年 3 月 20 日就诊。主诉患慢性前列腺炎已 5 年余，会阴及睾丸处胀痛，下腹隐痛，反复发作，腰背酸楚，小便短频，尿道有灼热感，失眠心烦，头晕耳鸣，脉弦小数，舌质暗红，苔薄而腻，大便干结，神疲无力。投以滋肾清热，活血利湿剂治疗。处方：

枸杞 10 克	女贞子 10 克	知母 10 克	黄柏 10 克
败酱草 30 克	蒲公英 10 克	桃仁 5 克	红花 5 克
车前子 15 克(包)	乌药 10 克	瞿麦 10 克	怀牛膝 10 克
川楝子 5 克	橘核 10 克		

7 剂，水煎服。

二诊：服药后，自诉下腹痛减，矢气转舒，睾丸会阴处痛减，小便略畅，仍尿道有热感。原方再进 14 剂。

三诊：服药后尿道灼热感消失，小腹及睾丸胀痛明显减轻，基本不痛，遇劳累或情绪不佳时偶觉小腹隐痛，二便通畅，脉弦细，舌苔薄白，质暗红已减轻，精神舒畅。以原方巩固月余，诸症无恙，随访一年，病未复发。

【按】老年慢性前列脉炎，其特点多为肾阴亏虚，湿热内蕴，血瘀不畅，用滋肾清热，利湿活血通络法治疗。其用药特点是以川楝子、橘核、乌药、败酱草、蒲公英理气止痛，清热利湿，尤以川楝子、橘核、乌药直达睾丸会阴，通过厥阴经络以消胀止痛，功效显著；知母、黄柏为滋肾丸，合枸杞子、女贞子滋养肝肾以扶正，可药下行至病所；少量桃仁、红花，活血化瘀，通络散结；车前子、瞿麦通淋利湿，故能取到较好疗效。

【出处】2004年4月《李辅仁治疗老年病经验》。

案4　急性湿疹

张某，男，72岁。1992年4月10日初诊。双足内侧起红斑、丘疹及水泡，流水瘙痒3天。3天前患者双足内侧突然出现红斑、丘疹，瘙痒，皮疹渐增大，出现水泡，流黄水。现症：双足散在丘疹、水泡，有流水，纳呆，口渴心烦，大便干，小便黄，舌红、苔薄白，脉滑数。检查：双足内侧可见散在大小不等的红色丘疹，杂有水泡，部分皮损融合成片，表面有渗出，结痂。西医诊断为急性湿疹。中医辨证血燥湿毒，湿热内蕴，热盛型。治宜清热凉血，佐以健脾利湿。处方：

黄芩10克	黄柏10克	茯苓皮10克	牡丹皮10克
生地黄10克	紫草10克	泽泻10克	苍术10克
白术10克	生薏苡仁30克	连翘10克	

5剂，每日1剂，水煎服。

二诊：服5剂后复诊，大量皮损已愈合，水泡、糜烂面消失，散在淡红色红疹，瘙痒，纳呆，小便黄，舌淡红、苔白，脉滑。治宜清热健脾利湿，前方去黄柏、生地黄，加茯苓15克、陈皮10克、浮萍10克。处方：

黄芩10克	茯苓15克	茯苓皮10克	牡丹皮10克
陈皮10克	紫草10克	泽泻10克	苍术10克
白术10克	生薏苡仁30克	连翘10克	浮萍10克

5剂，每日1剂，水煎服。

继服5剂后，痊愈。

【按】湿疹分急性、亚急性和慢性，急性多实热或湿热；慢性者以脾虚证最为常见，但不能局于此论，虚实夹杂者亦不鲜见。本案患者发病仅止3天，但年高体弱，虚证在先又感风热之邪，出现虚实夹杂症状，治时清热凉血法风与健脾利湿同步进行，不可顾此失彼，徒清热而脾更虚；一味补脾风热益甚。茯苓、白术、生薏苡仁、苍术益气健脾以培本扶正，陈皮理气补而不滞；茯苓皮、泽泻淡渗利水以除湿邪；丹皮、连翘、黄芩、紫草清热散结，凉血解毒，浮萍祛风止痒、引药达肤，组方精妙。

【出处】2017年9月《古今中医名家皮肤病医案荟萃》。

颜德馨：气血辨证，博采众长

颜德馨，1920—2017年，生于江苏丹阳。教授、主任医师。幼承家学，深受其父颜亦鲁先生固护脾胃学术思想影响，以擅长治疗肠胃病、妇科疾病和多种疑难杂症而名噪江淮。先后跟随徐小圃、秦伯未、盛心如、单养和、费通甫、祝味菊等中医大家抄方和搜集、整理医方医案。在60年行医生涯中，颜老上下求索，勇探未知，不断创新，提出白血病中医证治分型和有效药物，提升了中医急性热病的诊疗能力；创立了调气活血的"衡法"治则，把传统气血学说发展到一个新高度，为治疗各科疑难杂病、老年病开拓出新途径；提出"气为百病之长，血为百病之胎"，"久病必有瘀，怪病必有瘀"的学术观点及调气活血为主的"衡法"治则。2009年7月，荣获首届"国医大师"称号。

案1　慢性胃肠性腹痛

夏某，男，32岁，2006年4月28日初诊。主诉：反复腹痛、腹泻5年余。患者既往体健，2001年时感右少腹隐痛，间有泛恶不适，后又饮食不慎，生食海鲜后，出现反复腹泻，常进食后自感腹痛，泻后痛减，起初1日腹泻4～5次，外院相关检查提示有肠道寄生虫(具体不详)，予杀虫、灌肠等对症治疗后，效果不显。后移居加拿大，症情依旧，仍进食后有腹痛腹泻，每日腹泻3～5次，完谷不化。患者平素易感冒，自汗乏力，口干口苦，睡眠欠佳。初诊：肠澼五载，腑行不实，腹痛时作，泻之而后快，右少腹隐隐作痛，食后更甚，夜分少寐，口干、口苦喜饮，脉弦而数，舌红苔黄腻。湿热交阻肠道，久病入络为瘀，升清降浊失司也。处方：

枳实9克　　当归9克　　乌药9克　　五灵脂9克(包)

香附 9 克	赤芍 9 克	白芍 9 克	生蒲黄 9 克(包)
延胡索 9 克	煨葛根 9 克	苦参 9 克	荆芥炭 9 克
葫芦巴 4.5 克	胡黄连 4.5 克	白术 9 克	炙甘草 4.5 克

14 剂，水煎，早晚温服，空腹服用。

二诊：膈下逐瘀汤加味，始服七贴，其病若失，大便如常。停药后饮食欠慎，旧疾复作，痛时提前，脉小弦，舌淡红苔腻。肠角瘀阻，化而未楚，当调气活血止痛。处方：

柴胡 9 克	白芍 10 克	桃仁 9 克	延胡索 9 克
当归 9 克	吴茱萸 1.5 克	枳壳 9 克	生蒲黄 9 克(包)
煨葛根 9 克	白术 15 克	煨木香 9 克	五灵脂 9 克(包)
胡黄连 4.5 克	高良姜 4.5 克	荠菜花 9 克	葫芦巴 9 克
炙甘草 4.5 克			

14 剂，水煎，早晚温服，空腹服用。药后腹痛、腹泻消除，又服上方 14 剂巩固疗效，随访 3 个月未复发。

【按】慢性腹痛、腹泻一般多责之脾肾两虚，颜德馨教授从气血进行辨证论治。初诊方用桃红四物汤去生地黄，加五灵脂活血化瘀为君，其中当归活血养血，能益久泻之阴伤，取桃仁得春阳升发之气，味苦下泄，逐瘀而不伤新血，两药相伍，具“通因通用”之妙；臣以乌药、香附等理气止痛，以助血行；佐使以甘草调和诸药。本案因患者舌红苔黄腻，湿热之象可见，故加入苦参、胡黄连、葛根清热化湿以升清；久病乏力，完谷不化，故配伍枳术丸健脾行气，并加葫芦巴以温肾。全方逐瘀为主，药性趋下，能清肠角之瘀积，使肠腑之气血得以条达。服用数剂后果然腹痛、腹泻若失，但因外出饮食不慎腹泻又作，肠角瘀阻，化而未楚，故方随证转，拟逍遥散合失笑散加减，健脾温中理气，化瘀散结止痛。

【出处】2016 年第 3 期《河南中医》。

案 2　发热

薛某，女性，35 岁。患者每年入夏，便食欲缺乏，低热绵绵，头晕消瘦，无法工作，病休于家。初诊时患者神萎乏力，纳谷不馨，头晕心悸，汗出不畅，咽痛口黏，舌苔薄腻，脉象濡细。病属“疰夏”，宗东垣清暑益气法，扶正达邪之法。处方：

葛根 9 克	升麻 6 克	苍术 9 克	白术 9 克
泽泻 9 克	茯苓 9 克	黄芪 30 克	党参 9 克
五味子 9 克	麦门冬 9 克	神曲 9 克	青皮 4.5 克
黄柏 6 克			

14 剂。

二诊时患者神色已振，纳谷渐馨，恢复正常工作。守方略事加减，以资巩固。

【按】本例患者症状典型，属“疰夏”气阴不足、暑热湿盛之证。颜教授宗东垣清暑益气法，收效颇著。方中苍术、白术运脾，升麻、葛根升清，泽泻、茯苓降浊，六药合用，斡旋脾胃气机，此乃颜教授心法。因脾土得健，则气阴能复、湿热能化。又以党参、黄芪益气，麦门冬、五味子养阴，青皮理气，黄柏清热，神曲和胃。标本兼顾，故能应手而瘥。

【出处】2001 年第 7 期《上海中医药杂志》。

路志正：清热除湿，健脾收功

路志正，1920年12月生，河北藁城区人。研究员、主任医师。精通中医典籍，擅长中医内科、针灸，对妇科、儿科等亦很有造诣。善用脾胃学说治疑难杂病，被称为“杂病圣手”；最早认定中医对乙脑治疗的成果，首创穴位编码法；以调理脾胃治疗胸痹心痛及慢性疑难病症作为长期研究方向。临床重视湿邪致病，认为湿邪不独南方多见，北方亦多湿邪；强调用药轻灵活泼，提倡疑难病综合治疗；潜心于痹证，共同研制的痹病系列新药：痹冲剂、寒湿痹冲剂、湿热痹冲剂、瘀血痹冲剂均获国家新药证书。2009年7月荣获全国首届“国医大师”称号。

案1 眩晕

患者，女，23岁，2014年4月17日初诊。主诉：头晕反复发作4年。4年前患者登高受风，始现头晕昏沉，多方医治无效。刻诊：头昏如寐，目蒙不清，耳窍滞塞，心悸胸闷，食纳尚馨，腰膝酸软，大便每日1次，黏滞不爽，小便赤黄，月经正常，但带下黄稀。望之面色萎黄虚浮，前额散在痤疮，舌体胖大、质暗红、苔黄腻，脉弦滑。辨证为湿热中阻、清阳不升、浊邪上干、壅塞清窍，治以升阳除湿、运脾清热、渗湿止带。处方：

羌活12克	蔓荆子10克	葛根15克	炒蒺藜12克
荷叶12克	炒苦杏仁9克	炒薏苡仁30克	炒苍术15克
升麻8克	桑寄生15克	川续断12克	椿根皮12克
黄柏8克	芡实15克	川牛膝15克	车前子15克(包煎)
益智仁8克	生姜2片(引)		

14剂，每日1剂，水煎服。

2014年6月2日二诊：头晕症状大减，黄带、胸闷、心悸均减，仍感耳鸣耳堵，大便黏滞，小便黄，舌胖大、质暗红、苔薄黄腻，脉弦滑。上方去车前子，加五爪龙30克，佩兰12克(后下)，川芎12克。

14剂，每日1剂，水煎服。服药后诸症消失。

【按】本案患者汗出当风，腠理开泄，湿邪乘虚而入，蕴久化热，上泛则头昏耳滞，下注则带下、大便黏滞、小溲赤黄，故立法升阳除湿。其中羌活、蔓荆子、葛根、荷叶升清阳，散风湿，最妙却在炒蒺藜，本药味苦辛性平，入肝、肺经，具有祛风散郁、平肝明目之功效，在此不仅取其升阳散风，更有疏木郁以助脾土之效。患者耳窍滞塞，一方面为湿热上蒙清窍，同时肾开窍于耳，邪患日久，下元不足而见此症，故与桑寄生、川续断、芡实、川牛膝、益智仁固下焦肾元，椿根皮、黄柏清妄动之相火。脾阳不升、湿邪困遏之证使用通利小便之品尤其慎重，仅予一味车前子，中病即止。治疗后期，总当以扶正健脾而收功。

【出处】2016年第9期《中医杂志》。

案2　慢性萎缩性胃炎

王某，男，46岁，间断性胃脘隐痛1年余，于2001年12月1日初诊：因饮食不慎致胃脘隐痛，胃镜示“慢性萎缩性胃炎”，中西药治疗胃痛不减。症见患者胃脘隐痛，脘闷不适，纳差，口干，胃灼热，不反酸，乏力，大便干2天1行，小便正常，形体消瘦，舌淡黯，苔黄腻，脉细弦，诊断胃脘痛，治以清热除湿、行气止痛。方以升清降浊化湿汤合金铃子散加减，处方：

藿梗10克	黄连6克	炒杏仁10克	炒薏苡仁10克
清半夏10克	竹茹12克	吴茱萸3克	荷梗10克(后下)
蒲公英15克	瓦楞15克	醋莪术10克	醋元胡10克
川楝子9克			

7剂，水煎服，每日1剂，早晚2次分服。

二诊：药后胃脘隐痛明显减轻，胃灼热消失，口干欲饮，食后腹胀，呃逆，二便调，舌质红，苔少，脉细弦，阴虚夹湿之象愈显。治以通补兼施、理气健脾。处方：

太子参 12 克　炒白术 12 克　生山药 15 克　莲子肉 12 克
厚朴花 12 克　清半夏 10 克　茯苓 15 克　大腹皮 10 克
醋莪术 10 克　玫瑰花 15 克　广陈皮 10 克　醋元胡 10 克
鸡内金 10 克

14 剂。

三诊：进上方 14 剂胃痛消失，纳食转佳，无脘胀、呃逆，仍感口干欲饮，舌质红、苔少、脉沉细，治以益气养阴、健脾和胃。处方：

太子参 15 克　麦冬 15 克　石斛 12 克　玉竹 12 克
生山药 15 克　生麦芽 30 克　生谷芽 30 克　炒白芍 12 克
绿萼梅 15 克　玫瑰花 15 克　醋莪术 10 克　甘草 6 克

20 剂。

服后诸症好转。1 年后随访，胃镜示食道、胃未见明显异常。

【按】患者病起食滞日久化湿生热，蕴于胃腑，故治以清热除湿，行气止痛，奏效颇速。升清降浊化湿汤是路志正治湿调升降法的精华，方中主药为炒杏仁、白蔻仁、炒薏苡仁、藿梗、荷梗、苏梗、厚朴花、茯苓、半夏。二诊显现阴伤，故以太子参、山药、莲子、炒白术、厚朴花平补化湿，后期湿热伤阴，故三诊弃辛燥之品，纳清润之药如麦冬、石斛、玉竹滋阴不碍胃，有效地避免了湿热与阴虚互结复杂境况的出现。

【出处】2016 年第 4 期《中国中医基础医学杂志》。

颜正华：崇尚平和，通常达变

颜正华，1920年2月生，江苏丹阳市人。教授，博士生导师、学科带头人，孟河学派第四代传人。从医七十余载，先后主讲了中药学、方剂学、中医基础理论、中医临床课等。作为我国新中国高等教育中药学学科的创始人和奠基人之一，主编了新中国第一部《中药学》讲义，主持编写了我国中医药高校第一版《中药学》教材，主编了第一部《高等中医院校教学参考丛书·中药学》，培养了数以万计的中医药高等人才，为我国中医教育事业做出杰出贡献。2009年7月，荣获全国首届“国医大师”称号。

案1 尿道炎

患者，男，48岁，2009年3月28日初诊。2个月来，患者尿频、灼痛、尿不尽、有分叉，口干，遇凉则欲排便，但排不出，纳眠均可，舌红，苔黄腻，脉沉滑。辨证：膀胱湿热。治以清热利湿通淋。处方：

炒黄柏10克	车前子15克	车前草30克	鱼腥草30克（后下）
白茅根30克	瞿麦12克	萆薢15克	滑石15克
甘草6克	蒲公英12克	赤芍15克	王不留行12克
牡丹皮10克	丹参15克	泽泻15克	海金沙15克（包煎）

14剂，水煎服，每日1剂。

2009年4月18日二诊：尿频、尿急、尿不尽渐愈，现头痛，颈项痛，小便略黄，纳眠可，夜间干咳，舌红，苔黄腻，脉沉滑。处方：

白菊花10克	白蒺藜12克	葛根20克	炒黄柏10克
车前子15克	车前草30克	白茅根30克	鱼腥草30克（后下）
赤芍15克	牡丹皮10克	丹参15克	当归6克

甘草 5 克　　　全栝楼 15 克　　瞿麦 12 克

继服 14 剂后诸症均释。

【按】本案尿频、灼痛、尿不尽、有分叉，舌红，苔黄腻，脉沉滑，为膀胱湿热，气化不利而致的湿热淋证。治以清热利湿通淋为主。方中集炒黄柏、车前子、车前草、鱼腥草、白茅根、瞿麦、萆薢、滑石、蒲公英、王不留行、泽泻、海金沙诸清热利湿通淋之品。治疗淋证，颜老还喜加赤芍、牡丹皮、丹参凉血活血，促进血液循环，以助利尿；再辅以甘草和药缓急。二诊尿频、尿急、尿不尽已愈，但又出现头闷痛，颈项痛，夜间干咳。故在保留部分清热利湿通淋之品的同时，加白蒺藜、白菊花、葛根散风平肝止痛，解除项紧；加全栝楼清热化痰止咳，另加当归治夜咳效佳。全方合用，使热清湿除，诸症向愈。

【出处】2013 年第 1 期《中国中医药信息杂志》。

案 2　失眠

患者男性，45 岁。初诊：2009 年 3 月 14 日。患者自述入睡困难半年余，每日睡眠 5 小时左右。两侧头痛，头晕，耳鸣，头晕，疲倦，小便无力，混浊，有烧灼感，既往有前列腺炎病史。就诊时舌红苔黄腻，脉弦。中医诊断：不寐，证属湿热内扰，肝阳上亢。西医诊断：失眠。处方：

白菊花 10 克	炒黄柏 10 克	赤芍 12 克	鱼腥草 30 克(后下)
白茅根 30 克	枸杞子 15 克	丹皮 10 克	生龙骨 30 克(后下)
党参 15 克	白芍 12 克	夜交藤 30 克	生牡蛎 30 克(后下)
炒枣仁 30 克	远志 10 克	合欢皮 15 克	珍珠母 30 克(先下)
朱砂 0.5 克	制首乌 20 克	土茯苓 30 克	磁石 30 克(先下)

14 剂，水煎服，每日 1 剂。

2009 年 4 月 18 日二诊：患者服药后失眠、耳鸣、头晕等明显改善。服药期间小便症状亦改善，舌红苔黄微腻，脉弦。上方去白菊花、远志、合欢皮、朱砂、枸杞、党参、珍珠母、制首乌，加丹参 15 克，泽泻 15 克，炙甘草 6 克，车前子 15 克(包煎)，车前草 30 克，萆薢 15

克，野菊花15克。14剂，水煎服，每日1剂。药后诸症均消。

【按】本案证属湿热内扰，肝阳上亢，心神不安，湿热下注。故治以清化湿热，平肝潜阳。方中生牡蛎、生龙骨、珍珠母、磁石、远志、合欢皮、朱砂、炒枣仁、夜交藤共奏镇心、平肝、养心、安神之功；炒黄柏、鱼腥草、白茅根、土茯苓清化湿热，利尿通淋；白菊花、赤芍、丹皮凉血清肝；枸杞、白芍、党参、制首乌益气扶弱，补益精血。二诊睡眠、耳鸣明显改善，而停药后小便症状加重，出现尿频、尿急、尿灼热，明显以膀胱湿热、气化不利为主，故去补气养阴、益精血之党参、枸杞、制首乌，以防助邪生长；并去安神之朱砂、珍珠母、远志、合欢皮及散风清肝之白菊花。而加用丹参、泽泻、车前子、车前草、萆薢、野菊花、炙甘草以增强利湿通淋，清热解毒之力。

【出处】2012年第25期《中国医药指南》。

案3 便秘

患者某，女，74岁。初诊时间：2009年6月20日。主诉：便秘2年余。现病史：便秘难解，解不净，2 ~3日1行。多梦，偶有心慌，纳可，余正常。舌下青紫，舌黯苔黄腻，脉沉弦。辨证：精血亏虚，湿热蕴结，气机阻滞。治法：补益精血，化湿行气，润肠通便。处方：

全栝楼30克	薤白12克	丹参20克	陈皮10克
生何首乌15克	火麻仁15克	郁李仁15克	生黑芝麻30克
决明子30克	当归12克	白蔻仁5克	蜂蜜30克（冲服）
枳实6克	枳壳6克		

14剂，水煎服，每日1剂。嘱平时多食新鲜瓜菜和适当运动。

2009年7月4日二诊：大便仍难解，每日1次，打嗝，偶反酸。晨起口苦，小便有异味。舌黯苔黄腻，脉沉弦。处方：

全栝楼30克	薤白12克	丹参20克	陈皮10克
白蔻仁5克	枳壳10克	佩兰10克	生何首乌15克
火麻仁15克	郁李仁15克	当归12克	决明子30克
生黑芝麻30克			

14剂，水煎服，每日1剂。

药后大便易解，日1次，余无不适。

【按】本案患者年过七旬，精血亏虚，润肠之力减弱；湿阻气滞，运化失灵，大便难解。治疗应当主以补精血、润肠燥，兼以化湿行气。万不能投以大量芒硝、大黄等苦寒攻伐之品，以求速效。方中选用全栝楼、生何首乌、火麻仁、郁李仁、当归、决明子、生黑芝麻、蜂蜜以润肠通便，其中当归、生黑芝麻、蜂蜜又具补养精血、益气之功；薤白、陈皮、白蔻仁、枳壳、枳实理气以行大肠气滞，促进胃肠蠕动；全栝楼、白蔻仁、决明子兼有化痰湿，清热之效；针对舌下青紫，颜教授喜用丹参凉血活血，以促血行，其清心安神又可兼顾多梦。二诊出现打嗝，反酸，加用佩兰增强化湿之力，去行气力强的枳实。诸药合用，收效显著。

【出处】2012年第7期《中华中医药杂志》。

张志远：寝馈经方，量效精妙

张志远，1920年7月生，山东德州人。教授，主任医师。张老自幼熟读本草，学习医术，于经史子集均有涉猎。从医70余年，经验丰富，声名卓著。临证重视辨证施治，又具特色，组方奇妙，熟谙药性，深明配伍。倡论“医易相关”说，研究各家之言重视源流，擅长总结与创新，精于用药，提出了伤寒用药之“十八罗汉”。对于风药理论、玄府学说等均有精妙阐述。临床重视中医源流，擅用经方，巧于遣药，强调临证要因人制宜，注重辨舌诊脉。穷四十年之心血著成《中医源流与著名人物考》。2017年6月，荣膺第三届“国医大师”称号。

案1　传染性赤痢

患者，男，42岁。1980年8月9日初诊。主诉：腹痛、大便频带脓血，伴发热4日。患者感冒后，发热，无汗，腹痛，大便里急后重，脓血便，口苦，全身拘紧不适，舌红苔黄腻，脉浮滑。西医诊断：急性细菌性痢疾，上呼吸道感染。中医诊断：痢疾，证属湿热痢；感冒，证属风热感冒。给予葛根黄芩黄连汤加白头翁，处方：

葛根30克　　黄芩15克　　黄连15克　　白头翁15克

3剂，每日1剂，水煎分3次服。共服用3日。

二诊(1980年8月12日)，患者诉大便脓血消失，次数仍频，体温高，无汗。改方为：

葛根50克　　黄芩15克　　黄连15克　　白头翁15克

3剂，每日1剂。煎法同前，加嘱服药后饮热粥以助药力，2日后，患者汗出而愈。

【按】痢疾发病多由外感时邪疫毒，内伤饮食而起。湿热疫毒内侵，或饮食不节，损伤胃肠，邪气积滞于肠间，大肠传导失司，气血壅滞，化生脓血。本例患者痢疾而兼风热感冒，表、里两证俱存，先生重用葛根开表解肌，疏风清热，又嘱患者以热粥助药力发汗，解外畅内，表解而下痢亦除。此举与《医学真传》中“若有风寒表证，于治痢药中，当加发散”的治法有异曲同工之妙。黄芩、黄连、白头翁化解内火，清热解毒，用量均小于葛根，既可达清热之效，又无阻碍葛根解表之忧。全方虽仅四味，但效如桴鼓，先生妙手可窥一斑。

【出处】2022 年第 6 期《时珍国医国药》。

案 2　功能性子宫出血

1968 年张老在禹城诊一少女，月经数月不至，来则 30 日不停，淋漓不断，血色鲜红，西医诊断为功能性子宫出血，病史迁延 2 年；患者体型较胖，面容萎黄，平素喜食辛辣油腻，头晕，易出汗，心烦少寐，身重困倦，大便黏腻，小便黄，舌红苔黄腻，脉滑数。因屡用活血化瘀类中药治疗无效，患者父亲要求切勿再予四物汤加减药，以免拖延病情。处以白头翁汤原方，药用：

白头翁 45 克　黄连 15 克　秦皮 10 克　黄柏 10 克

水煎，分 3 次服，每日 1 剂。3 剂后，出血便止。继予

当归 15 克　生地黄 10 克　地榆 10 克　牡丹皮 10 克

龟甲 10 克　艾叶 8 克　紫石英 8 克

服药 7 剂，月经周期恢复，经量正常。

【按】此案患者平素过食辛辣油腻，损伤脾胃，酿生湿热；湿热蕴结胞宫，湿性黏腻与血相结，导致经血淋漓不断。热扰心胸，乃烦躁少寐；热邪内积，破邪外出，乃易汗出；舌红苔黄腻，脉洪数次，皆湿热之象。张老在治疗时辨证施治，清湿热、凉血止血。重点以白头翁、黄连为君，黄柏、秦皮次之；白头翁配伍黄连清热解毒、凉血止血；秦皮苦寒涩，具有收涩之性，涩以固脱，与祛瘀生新之白头翁相辅相成。患者病情迁延 2 年，气血俱虚，张老综合调理，补血活血、清热滋阴且固护阳气。以当归补血活血；牡丹皮、生地黄、地榆相须为用，清热凉

血、活血祛瘀，清热之中有散血之功，兼具养阴之力；龟甲育阴潜阳，固摄冲任；加入温热之艾叶、紫石英，温经止血，矫正寒凉过伤之弊以固护阳气。患者热入胞宫，湿热之邪困阻冲任胞宫而漏下不止，张老投以苦寒之白头翁汤，澄源治本、凉血止血，血热清则崩漏止。

【出处】2021 年第 9 期《山东中医杂志》。

朱南孙：辨证精准，组方简捷

朱南孙，女，1921 年 1 月生，江苏省南通人。教授、主任医师，系“朱氏妇科”第三代传人。朱氏家学渊源，幼承庭训，得祖父南山、父亲小南之薪传，加之刻意求新，探微索隐，领悟殊深，行医 70 余载，在中医妇科领域颇多建树。临床辨治倡“从、合、守、变”四法。对由输卵管阻塞所致的不孕症常用补气法以疏通络道。以通、涩、清、养四法治崩漏，宁神定志，顾护胎元；辨虚实以治子宫肌瘤，巧用药对。其所创制的“加味没竭汤”对原发性痛经疗效卓著。2017 年 6 月，荣膺第三届“国医大师”称号。

案 1　输卵管性不孕

患者某，女，28 岁。2015 年 11 月 11 日初诊。主诉：腹痛伴腰酸 2 年余。现病史：患者 2 年前开始出现小腹隐痛伴腰酸，曾有经未净交媾史，2014 年 10 月曾因宫颈上皮内瘤变(CIN)2 级行宫颈 leep 手术。0-0-0-0，MC13，7/25-35，平素经行量中，痛(±)，血块(+)。末次月经(Lmp)：10 月 24 日，7 天。辅检：(2014 年 10 月)输卵管造影(HSG)：两侧通而不畅。刻下：乳胀，易怒，小腹隐痛，腰酸，尿频，大便调，多梦。舌暗尖红有齿印，苔薄黄腻，脉弦。证属湿热蕴阻冲任，肝气郁结。治拟清热利湿，疏肝调冲。处方：

红藤 30 克　蒲公英 30 克　紫花地丁 20 克　金钱草 15 克
柴胡 6 克　延胡索 6 克　徐长卿 10 克　川楝子 12 克
香附 12 克　桑枝 12 克　桑寄生 12 克　首乌藤 20 克
合欢皮 12 克

12 剂，水煎服，每日 1 剂。

2015 年 12 月 23 日二诊：Lmp：12 月 12 日，6 天。量中，痛(±)，血块(-)。刻下：腰酸好转，小腹隐痛，乳胀，尿频，寐安，舌暗尖红有齿印，苔薄黄腻，脉细弦。治宗原法。方药：上方减首乌藤、合欢皮，加石见穿 15 克、王不留行 15 克、赤芍 15 克、丹参 30 克、牡丹皮 15 克、车前草 15 克。12 剂，水煎服，每日 1 剂。

三至四诊：临证见诸症好转，朱老嘱不更方，守法守方。

2016 年 3 月 23 日五诊：Lmp：3 月 12 日，7 天。BBT 爬升，已无明显腹痛及腰酸，朱老嘱其试孕。刻下：舌红苔薄黄腻，脉细弦。证属湿热蕴阻冲任，肝肾耗损。治拟清肝益肾。方药：

生地黄 12 克	黄芩 6 克	紫花地丁 10 克	白术 9 克
白芍 9 克	女贞子 12 克	旱莲草 10 克	川续断 12 克
桑寄生 12 克	菟丝子 12 克	威灵仙 12 克	淫羊藿 12 克

12 剂，水煎服，每日 1 剂。

2016 年 5 月 4 日六诊：停经 54 天。Lmp：3 月 12 日，期间曾少量咖啡样出血。2016 年 5 月 2 日外院 B 超：孕囊 35 毫米×21 毫米，头臀长 9 毫米，胎心(+)。刻下：带下量多，尿频，少腹隐痛，腰酸，恶心呕吐，便溏，舌红苔薄黄腻，脉弦滑。仍属湿热蕴阻，肝肾耗损。治拟清热利湿，益肾安胎。方药：

生地黄 12 克	黄芩 6 克	白芍 12 克	女贞子 12 克
菟丝子 12 克	桑寄生 12 克	炒淮山药 12 克	黄连 12 克
白头翁 12 克	焦白术 9 克	南瓜蒂 12 克	荷蒂 12 克

12 剂，水煎服，每日 1 剂。

【按】本例患者既往经未净交媾史、宫颈炎史，湿热侵犯胞宫胞络，气机失畅，络道受阻。初诊，朱老予蒲丁藤酱消炎汤加减清热利湿，疏化冲任，入桑枝、桑寄生补肾通络，首乌藤、合欢皮宁心安神。二诊加味石见穿、王不留行以疏胞宫脉络，赤芍、丹参、牡丹皮活血凉血，车前草清热利湿；三、四诊守二诊方。五诊时，患者湿热渐消，症状明显好转，嘱其试孕，予生地黄、黄芩清热凉血，女贞子、墨旱莲实肾养肝；续断、桑寄生补肾强腰；白芍、白术抑肝扶脾；淫羊藿、威灵仙、菟丝子补肾助阳通络。至六诊，胎孕已成，投以淮山药、炒白术健脾益气以助气血化生，荣养胚胎，白芍、女贞子、菟丝子、桑寄生、南瓜蒂、荷蒂补益肝肾，系胎安胎，生地黄、黄芩凉血安胎，黄连、白头翁清热利湿。

【出处】2019年第7期《中华中医药杂志》。

案2 清宫后腹痛

赵某某，女，32岁。2013年11月9日初诊。主诉：左侧少腹反复疼痛半年余。月经13(8/30)，量中，痛经(-)，1-0-3-1。患者缘于2013年2月人流清宫术后，出现反复性下腹疼痛，左侧为主，时作时止，无发热，无腰酸，带下不多，经中期亦有腹痛，有性交痛，未诊治。LMP11-4，量中，PMP10-6，量中。现主症：左下腹痛，无腰酸，带下不多，性交痛，纳可，寐欠安，多梦，便调，舌淡暗，苔薄腻，脉沉细。证属冲任感邪，湿热蕴阻，冲任气滞；治以清热利湿，疏利冲任。处方：

当归20克　丹参30克　丹皮15克　生地15克
赤芍15克　川芎6克　蒲公英20克　地丁草15克
徐长卿12克　元胡6克　乌药9克

共12剂。

服药后患者排卵期腹痛未作，性交痛减轻，腰酸明显，余无不适，舌脉如前，仍属余邪未清，治宗原法，稍加桑枝12克、桑寄生12克、川续断12g等清养肝肾。

服药14剂后复诊，患者月经如期，经期经后略有小腹胀痛，腰酸好转，纳差，食后脘腹闷胀，便调，舌淡红苔薄腻，脉细弦迟。治以清热健脾化湿。处方：

当归20克　丹参20克　柴胡6克　元胡6克
茯苓皮9克　焦山楂9克　焦神曲9克　鸡内金12克
广木香6克　川楝子12克　王不留行15克

服药后脘腹胀闷已除，故仍以清热利湿，疏利冲任为主治疗。

经治疗半年后，患者除经期轻微腹痛外，无其他不适，于月经中期B超监测：内膜11毫米，有优势卵泡21毫米×20毫米×19毫米，舌暗苔薄，脉细弦。治以滋补肝肾，填精益髓。处方：

当归12克　丹参20克　生熟地各9克　女贞子12克
菟丝子12克　覆盆子12克　桑寄生12克　淮山药12克
山茱萸12克　地丁草15克

再次复诊，患者月经尚准，量偏少，经前乳胀，平时双少腹抽掣痛，经中期检查未见优势卵泡，舌暗边尖红，脉细弦迟。仍治以清热疏化，利气通络。处方：

当归20克　丹参30克　丹皮15克　赤芍15克
蒲公英30克　红藤30克　柴元胡各6克　香附12克
川楝子12克　徐长卿12克　石见穿15克　路路通15克
娑罗子15克

共14剂。

服药后腹痛缓解，腰酸，神疲乏力，夜寐梦扰，大便稀薄，舌淡暗略有齿印苔薄，脉细弦迟。治以健脾和胃补肾，调理冲任。处方：

党参15克　焦白术9克　茯苓12克　茯神12克
淮小麦30克　炙甘草6克　山药12克　补骨脂12克
菟丝子12克　川续断12克　杜仲12克　狗脊12克
威灵仙12克　淫羊藿12克

共14剂，再次复诊时妊娠。

【按】本例患者的治疗主要分为2个阶段，第一阶段以清热化湿，疏利冲任为主，共治疗半年左右，二诊、三诊时患者出现腰酸、食后腹胀等兼症，故稍加川续断、桑寄生、焦楂曲、鸡内金等治疗兼症，但总以清热疏化为主。第二阶段患者腹痛、腹胀等症已除，而以腰酸、神疲乏力等虚象为主，故改用滋补肝肾之法以固本，但因湿热之余邪难清，易于经后反复，故攻补交替施用，如此调理2个周期而获孕。

【出处】2016年第11期《四川中医》。

张　琪：病证结合，调补脾肾

张琪，1922—2019年，河北乐亭人。精通中医内科、妇科、儿科，尤擅内科，对中医肾病、肝病、心病、脾胃病、风湿病、温热病、消渴病等均有较深的造诣。自60年代起即带领课题组，把肾病的治疗研究作为主攻方向，[先后总结出“益气养阴、清热利湿”法、治疗肾小球肾炎蛋白尿、益气养阴清热解毒利湿法治疗慢性泌尿系感染、益气滋肾凉血活血法、治疗肾性血尿以及补脾肾泻、湿浊解毒活血法治疗慢性肾功能衰竭氮质血症法等有效治法]，独具创新。2009年7月，被授予首届“国医大师”称号。

案1　顽固性水肿

张某，男，42岁，林场工人。2004年5月21日初诊。

病史：糖尿病病史20余年，反复水肿半年余，近4个月病情加重，周身高度水肿，按之没指，身体困重，胸闷气短，难以平卧，腹部膨隆，食少纳呆，口渴尿少，便秘，舌质淡，舌体胖大，边有齿痕，苔白厚，脉沉细。体重85kg(发病前体重55kg)，血压：155/100毫米汞柱，胸腔积液(-)，腹水征(+)，右侧肢体较左侧肿甚。尿蛋白(++)，空腹血糖7.39毫摩/升，生化血浆白蛋白18.7克/升，总蛋白42.5克/升，血肌酐298.1微摩/升，血尿素氮14.85毫摩/升。B超：左肾10.6厘米×4.7厘米×4.5厘米，右肾10.5厘米×5.1厘米×4.3厘米。心脏彩超：左心增大，心包积液，二、三尖瓣，主动脉瓣均存在返流。眼底检查：双眼糖尿病视网膜病变。西医临床诊断：糖尿病肾病，慢性肾衰竭(失代偿期)。给予降糖、降压、扩容、抗凝、利尿、改善微循环治疗半月余，尿量由750毫升/24时增至1200毫升/24时，水肿症状改善不明显，且药物减量则水肿再次加重。中医辨病为水肿病，辨证当属脾肾虚损，湿热、瘀血壅结三焦之证。张琪教授予中药自拟方药。处方：

海藻 40 克　　牡蛎 30 克　　牵牛子 30 克　　槟榔 20 克
郁李仁 30 克　　泽泻 25 克　　猪苓 20 克　　茯苓 50 克
车前子 50 克　　王不留行 30 克　　肉桂 10 克　　枳实 15 克
厚朴 15 克　　木香 10 克

2004 年 6 月 4 日二诊：患者浮肿减轻，胸闷缓解，大便通畅，尿量增多增至 2000 毫升/24 时左右，病情缓解，守方继服。

2004 年 6 月 18 日三诊：服药后，尿量增至 2000 ~ 3000 毫升/24 时，浮肿逐渐缓解，体重下降 10 千克，自觉周身舒适，无胸闷，纳可，入夜可平卧入睡。继续服前方加减。

2004 年 6 月 30 日四诊：患者共服 40 剂，水肿基本消退，体重由 85 千克降至 56 千克，惟腹部气胀，双下肢轻度水肿。又在原方基础上加减，连服 10 余剂，水肿尽消。门诊随访病情稳定。

【按】本病例辨证当属脾肾虚损，湿热、瘀血壅结三焦之证，故宜治以寒温并用、消补兼施之法，健脾温肾，清热化湿，散瘀利水。本方从决水汤加减化裁而成，加入海藻、牡蛎、牵牛子、槟榔、郁李仁、泽泻、猪苓、木香、枳实、厚朴。方中海藻为治腹水之要药。海藻、牡蛎、牵牛子以软坚散结、攻逐水饮，以之治大腹水肿，其效甚佳；槟榔、郁李仁破坚攻积，使水从大便排出；泽泻、猪苓、茯苓、车前子清热利水使水从小便而出。水与气同出一源，气滞则水停，气顺则水行，故用木香、枳实、厚朴行气导滞利水；王不留行善于通利血脉，且有利尿作用，故有活血利尿消肿之功；茯苓、泽泻益气健脾利湿，脾气健则运化功能复常；肉桂温肾阳，肾阳充则恢复其开阖功能，小便自利。本患者高度水肿，服药后，水液下利 29 千克，水肿全消，可见本方攻补兼施之效。

【出处】2011 年 11 月《国医大师张琪学术经验集》。

案 2　重症病毒性肝炎

王某，男，48 岁，教师。1995 年 5 月 10 日初诊。病史：患者在某医院住院，诊断为重症病毒性肝炎并出现昏迷，黄色肝萎缩。经哈尔滨某医院抢救病情缓解，但尚未脱离险境，现患者神志已清但嗜睡，黄疸不退，腹胀满不欲食，体力疲惫不堪，肝功检查谷丙转氨酶、谷草转氨酶、胆红素居高不下，血氨高，医院诊断重症病毒性肝炎，肝损伤，黄色肝萎缩。经治疗有好转，但仍未脱离险境，延中医会诊，躯干、巩膜黄疸不退，脘腹胀满，纳呆，精神疲惫，嗜睡，低热，体温 38.5℃左右，舌苔白腻满布，小便色深黄，大便稍溏。中医诊断当属时疫急黄，辨证为湿热盛而脾为湿热所困不得健运，中宫虚馁，肝气郁而不舒，肝郁脾虚湿热蕴蓄为本病的症结。治以醒脾化湿，苦寒清热，疏肝健脾，活血解毒四法正邪兼顾治疗。处方：

砂仁 15 克　　藿香 15 克　　白豆蔻 15 克　　陈皮 15 克
茵陈 20 克　　黄连 10 克　　黄芩 10 克　　石菖蒲 15 克
柴胡 15 克　　赤芍 15 克　　郁金 15 克　　丹参 15 克
红花 15 克　　黄芪 20 克　　白术 15 克　　茯苓 15 克
金银花 20 克　　蒲公英 30 克　　甘草 15 克

二诊：5 月 20 日，服上方 8 剂黄疸明显减退，全身较前稍有力，腹胀减轻，食纳稍好，低热退，舌苔转薄，仍白腻，脉象沉缓，现仍巩膜黄染，小便黄，全身阵汗出，此为肝郁渐疏，脾气见复，湿热见退佳兆，继宜上方化裁治疗。处方：

藿香 15 克　　白豆蔻 10 克　　茵陈 30 克　　石菖蒲 15 克
滑石 20 克　　黄连 10 克　　黄芩 10 克　　砂仁 15 克
丹参 15 克　　桃仁 15 克　　蒲公英 30 克　　金银花 30 克
红花 15 克　　柴胡 15 克　　黄芪 25 克　　甘草 15 克
白术 15 克　　茯苓 15 克　　赤芍 15 克

上方连服 30 剂诸症大减，脘腹胀满消失，食欲佳，精神好转，体力增加，黄疸消退，舌苔均退质稍红，脉象滑，肝功检查谷丙转氨酶、谷草转氨酶均恢复正常，惟胆红素稍高，停药 1 个月后复查胆红素亦恢复正常而愈。

【按】本患者为湿热困脾，肝气郁滞，肝脾不和，结合辨病为肝损伤血络瘀阻，宜芳化湿浊，苦寒清热以利脾之转输健运为主，佐以益气活血解毒以恢复肝之损伤。据现代药理证明柴胡、黄芪与活血药合用具有抗肝损伤，抑制肝纤维化增生作用。桃仁、丹参、红花、赤芍活血通络，茵陈清热利湿退黄，白术、茯苓健脾除湿，从多方面入手正邪兼顾，辨证与辨病结合，相互协同，故能取得良好疗效。本患者经过远期追踪观察肝功能一直良好。

【出处】2011 年 11 月《国医大师张琪学术经验集》。

案 3　类风湿性关节炎

张某，女，38 岁，2001 年 8 月 1 日初诊。病史：类风湿关节炎复发。诊见周身关节热痛，以膝关节为著，测体温 37℃ ~37.6℃，舌紫暗，苔白或白腻，脉弦数。辨证为湿、热、痰、瘀交织，壅滞经络关节，气血流行不畅，以上中下通用痛风方加减治疗。处方：

苍术 15 克	黄柏 15 克	桂枝 15 克	防己 20 克
威灵仙 15 克	桃仁 15 克	红花 15 克	龙胆草 10 克
羌活 15 克	白芷 15 克	川芎 15 克	神曲 15 克
青风藤 30 克	地龙 15 克	雷公藤 30 克	知母 15 克
牛膝 15 克	丹参 20 克	甘草 15 克	

以此方调治半年，调治期间患者关节疼痛加重，屈伸不利时，增加蜈蚣 2 条、土鳖虫 10 克、乌梢蛇 15 克、穿山龙 30 克、山甲珠 10 克、全蝎 10 克、白芍 20 克、炙川乌 10 ~15 克，关节痛好转明显。患者伴有乏力倦怠，增加黄芪 30 克、党参 20 克、枸杞子 20 克等。至 2002 年春节过后，患者关节疼痛已不明显，屈伸自如，已上班工作。

【按】此类痹证，关节肌肉疼痛肿胀，缠绵不愈，反复发作，甚则变形，或见皮下结节红斑，颜色紫暗或肢节疼痛如锥刺，此乃湿、痰、瘀、热交织壅滞经络关节，气血流行不畅所致。治疗非单一祛风寒湿所能奏效，必须清化痰瘀，逐湿祛痰，使痰瘀去、湿热得清、气血周流，经络则宣通。张琪教授常用上中下通用痛风方治疗，以黄柏、苍术、龙胆草清热除湿，桃仁、红花活血化瘀，天南星、威灵仙逐痰通痹，防己、羌活、白芷疏风胜湿。酌加青风藤、地龙、雷公藤通络止痛，川芎、神曲行气祛瘀。诸药配伍，疏散风湿、化痰通络、清利湿热、活血祛瘀，上中下通用，疗效颇佳。尤以加用诸虫类药后，关节痛及屈伸不利明显大减，连续服药竟尔痊愈。

【出处】2011 年 11 月《国医大师张琪学术经验集》。

方和谦：和为扶正，解为散邪

方和谦，1923—2009 年，山东莱州市人。原北京朝阳医院中医科科主任、主任医师，兼任首都医科大学的教授职务。方老认为中医学为哲理医学，重视人和自然的统一，形成“燮调阴阳，以平为期”的中医学思想；治疗上遵循治病求本，强调正气为本，扶正祛邪的治疗观，熟读精研《伤寒论》，深刻理解仲景学说，不仅掌握其基本要领，并且学以致用，有所发挥，重视先后天之本的理论，长于运用补法；提出“和为扶正，解为散邪”的独到见解，拓宽了和解法的应用范围。2009 年 7 月，荣膺首届“国医大师”称号。

案 1　慢性痢疾

患者邵某，女，40 岁。1980 年 2 月 4 日初诊。患者慢性腹泻 10 余年，反复发作，曾到过市内几家医院就诊，未见明显好转。近 1 周来腹痛下坠，大便稀软，每日 2 ~ 3 次，伴有黏液便，有时便脓血，食欲缺乏，四肢疲倦乏力，面色萎黄。舌质淡红，苔黄腻，脉弦滑细。西医诊断：慢性痢疾，中医诊断：湿热痢。治疗：利湿清热，调和气血。处方：

白头翁 9 克	秦皮 9 克	尾连 6 克	川军炭 9 克
白芍 10 克	炙甘草 6 克	黄柏 9 克	焦三仙各 9 克
茯苓 10 克	苍术 10 克	大枣 4 枚	

5 剂，水煎服，每日 1 剂。

1980 年 2 月 10 日二诊：服上方 5 剂后，症状明显减轻，腹下坠消失，食欲渐增，偶有腹痛腹胀，大便软，每日 2 次，无脓血便。舌质略红，苔稍黄腻，脉弦缓，原方继服 5 剂。

1980年2月15日三诊：患者腹痛消失，但时有腹胀，大便略软，每日1次，无黏液及脓血便，舌质淡红苔略腻，脉弦缓。考虑久泻后伤及肝脾，造成肝脾不调，再用逍遥散加尾连6克，连服20剂后，追访病人痊愈未复发。

【按】白头翁汤是治疗厥阴下利之主方，《伤寒论》中曰："热利下重者，白头翁汤主之。"本方为治疗湿热痢的主方。为什么慢性痢疾也用此方治疗，这就是方教授认证准确，用药灵活，有其证就用其药的原因所在。此患者慢性腹泻10余年，湿热之邪久羁，郁遏不解，损伤肠中络脉，湿热壅滞，影响肝气疏泄功能而致。方中用白头翁苦寒清热，尤能凉肝为主药，黄连、黄柏清热燥湿坚阴厚肠，秦皮清肝凉血兼能治痢，配焦三仙以取其消导之功，白芍、炙甘草缓急止痛，不用川军而用川军炭引其推陈之功，而不受荡涤之苦，这就是方教授用药精妙之处，用茯苓、苍术大枣加强燥湿健脾之力。待病情缓解后，用逍遥散化裁和肝健脾以补后天之本。

【出处】2011年1月《中国百年百名中医临床家丛书·方和谦》。

案2　泌尿系感染

患者祁某，女，27岁。2006年2月23日初诊。初诊：诉尿后痛7~8年，加重1周。患者劳累后出现尿痛反复发作，持续1周余，饮水后好转，尿常规检查见少量白细胞，诊断为泌尿系感染，泌尿科予诺氟沙星，无好转。现尿痛，腹胀，纳可，睡眠差，口干，大便2日行1次，乏力。舌洁，脉缓。膀胱为州都之官，津液储藏之所气化水则能出。湿热之邪蕴结膀胱，气化失司，水道不利，则尿痛，腹胀。热入大肠，则大便干。中医诊断：淋证（湿热下注），西医诊断：泌尿系感染。治法：清热利湿。处方：

车前子10克	滑石15克	竹叶10克	生地12克
金银花15克	连翘10克	薄荷5克	白茅根10克
扁蓄10克	生地10克		

10剂，水煎服，每日1剂，服2天停1天。

2006年3月9日二诊：药后尿痛消失，大便每3日1行，口干，睡眠差、易醒。舌洁，脉缓。继服前方，水煎服，每日1剂，10剂。

医嘱：多食白薯、西红柿。

【按】泌尿系感染属中医淋证，张仲景在《金匮要略·消渴小便(不)利淋病脉证并治》中对本病的症状作了记述："淋之为病，小便如粟状，小腹弦急，痛引脐中……"方教授认为急性期属实火，用导赤、萆薢分清、猪苓散(清利膀胱气化)。急性期可兼有表证，发烧。《灵枢·本藏篇》中曰："肾合三焦膀胱，腠理毫毛其应。"膀胱为足太阳之腑，故五苓散放在太阳篇。因有表证，可用解表药，辛凉解表用银翘散，辛温解表用五苓散。

【出处】2011年1月《中国百年百名中医临床家丛书·方和谦》。

案3　梗阻性黄疸

患者郑某，女，70岁，1998年8月6日初诊。初诊：患者周身皮肤黄染、球结膜黄染8天，伴有食欲差，身乏力，腹胀满，小便黄，大便色浅。舌苔白腻，脉弦缓平。检查：生化肝功：ALT：123国际单位/升，AST：163国际单位/升，GGT：601国际单位/升，总胆红素：109.4微摩/升，直接胆红素：51.3微摩/升，间接胆红素：58.1微摩/升，B超提示：肝弥漫性病变，脾稍大。CT提示：多发性肝囊肿，右肝内结石。西医诊断为：梗阻性黄疸，右肝内结石，多发性肝囊肿。方教授认为肝胆湿热内蕴，凝结为砂石，使胆汁排泄不畅，溢于肌肤，发为黄疸。拟疏肝利胆，清利湿热的方剂。处方：

茵陈15克	郁金10克	黄柏10克	土茯苓15克
泽泻10克	车前子10克(包煎)	连翘15克	枳壳6克
赤小豆15克	焦三仙各10克		

5剂，水煎服，每日1剂。

1998年8月13日二诊：患者服用5剂药后，皮肤黄疸略减，但仍觉食纳乏味，腹胀乏力，尿黄，便色略浅。舌苔白腻，脉弦缓平。方教授仍拟疏肝利胆，清利湿热法，继前方加炒山栀6克，6剂，水煎服，每日1剂。

1998年8月20日三诊：患者服药后，自觉舒畅，周身黄疸减退，食纳一般，小便黄，大便可。舌苔腻，脉弦缓平。方教授仍遵前法，继服前方6剂以观疗效。

1998年8月27日四诊：患者服药后症有好转，食欲仍欠佳，尿黄，大便尚可。舌苔腻，脉弦缓平。方教授于前方加鸡内金5克以开胃消导，5剂。

1998年9月3日五诊：服药后周身黄疸渐消，食纳略增，二便调和。舌苔白，脉弦缓平。方教授诊后，认为湿热渐消退，需扶助正气，故加太子参15克，8剂。

1998年9月24日六诊：服药30剂后，黄疸已明显减轻，食纳尚可，略有腹胀，二便调和。舌洁，脉弦细平。该患者病久，又常服疏肝利胆苦寒之品，脾胃之气受损，故方教授在疏肝利胆的同时，健脾运化。处方：

茵陈15克　郁金10克　黄柏10克　泽泻10克
连翘15克　炒山栀10克　枳壳6克　赤小豆15克
太子参15克　茯苓12克　焦神曲10克　炒谷芽15克
丹皮10克

8剂，水煎服，每日1剂。

1998年10月8日七诊：服药后症情稳定，食纳渐增，腹胀减轻，二便调和。舌洁，脉弦细平。方教授认为效不更方，继服前方8剂以固疗效。

八诊：1998年10月22日。经服药治疗，病情稳定，周身皮肤黄疸基本消退，唯球结膜仍有黄染，食纳增加，无明显腹胀，二便调和。舌洁，脉弦平。方教授又拟以清利湿热为主之方剂以祛邪。

茵陈10克　郁金10克　黄柏10克　土茯苓15克
泽泻10克　车前子10克　连翘15克　焦三仙各10克
赤小豆10克　枳壳6克　鸡内金5克

8剂，水煎服，每日1剂。

九诊：1998年12月17日。经过服药治疗，患者周身皮肤黄疸基本消退，唯球结膜略有黄染，食纳可，无腹胀，二便调和。舌洁，脉弦平。方教授认为目前湿热未尽，肝胆失疏，故拟疏肝利胆，清利湿热之剂以善后。拟方和肝汤化裁：

当归 9 克	白芍 9 克	党参 9 克	北柴胡 9 克
茯苓 9 克	香附 9 克	炒白术 9 克	苏梗 6 克
大枣 4 个	薄荷 5 克（后下）	炙甘草 6 克	茵陈 10 克
郁金 10 克	黄柏 10 克	焦三仙各 6 克	

8 剂，水煎服，每日 1 剂。

【按】方教授认为该患者肝病及脾，湿热内生，又熏蒸于肝胆，影响了肝胆的疏泄，使湿热发于肌肤全身，形成黄疸。方教授根据《伤寒论·辨阳明病脉证并治》："伤寒七八日，身黄如桔子色，小便不利，腹微满者，茵陈蒿汤主之"，"伤寒瘀热在里，身必发黄，麻黄连翘赤小豆汤主之。"立法设方治之。先期清热利湿，和调肝胆，以祛湿热之邪。后期黄疸渐消，方教授在治疗上又侧重于疏肝利胆，健脾运化，展现了方教授治病尤为重视"固护脾胃"之意。最后则以自拟的和肝汤加味以巩固。该患者的治疗过程体现了方教授善用和解，和调肝胆，固护脾胃之原则。

【出处】2011 年 1 月《中国百年百名中医临床家丛书·方和谦》。

张镜人：调气活血，尤善胃病

张镜人，1923—2009年，上海人，主任医师。上海张氏内科第十二代传人，幼承家学，医文兼修，18岁悬壶沪上。行医60余年，擅治发热性疾病，而且对内科杂病及疑难疾患，特别是对临床常见的慢性萎缩性胃炎和慢性肾功能衰竭，进行了系统观察研究。曾获多项国家级重大科研成果奖，首创调气活血法治疗慢性萎缩性胃炎，病理证实，疗效显著，打破了慢性萎缩性胃炎腺体萎缩不可逆转的观念，为防治胃癌开拓了新的途径。提出慢性肾功能衰竭采取清湿热以泄邪浊，益气阴而养营血的标本同治法，为临床所验证。2009年7月，荣获全国首届“国医大师”称号。

案1　慢性萎缩性胃炎

顾某某，男，57岁。初诊，2004年5月21日。主诉：反复中上腹隐痛、灼热伴嗳气4年。胃炎病史4年余。中上腹隐痛、灼热、嗳气频频，口气秽浊时轻时重，口服铝碳酸镁片等治疗效果不显。舌红，苔厚黄腻，脉弦。5月12日本院复查胃镜：慢性萎缩性胃炎，病理示：（窦）黏膜慢性轻度萎缩性胃炎伴轻度肠化，炎症（++），活动（+）（活动期）。辨证湿热中阻，胃气不和，升降失司，胃络瘀热交阻。诊断慢性萎缩性胃炎。胃脘痛。治法清热化湿，和胃降逆，调气活血。处方：

炒白术9克	黄芩9克	川连3克	制半夏9克
藿香梗9克	佩兰梗9克	陈皮6克	川朴花6克
赤芍9克	白芍9克	炙甘草6克	连翘9克
芙蓉叶9克	旋覆花9克（包煎）	代赭石30克（先煎）	香橼皮9克
知母9克	铁树叶15克	蛇舌草30克	佛手片6克

香谷芽 9 克

14 剂，水煎服，每日 1 剂，早晚分服。

嘱：忌辛辣、油腻。

2004 年 6 月 18 日二诊：中脘灼热、隐痛略感好转，仍有嗳气，有时食后胀满，大便干结。舌红，苔黄腻，脉弦。湿热未化，夹瘀滞交阻，胃失和降，气机疏泄失司，再拟化湿和中、调气活血、清热理气。处方：

炒白术 9 克	黄芩 9 克	制半夏 9 克	藿香梗 9 克
佩兰梗 9 克	陈皮 6 克	川朴花 6 克	代赭石 30 克（先煎）
白芍 9 克	炙草 6 克	玄胡 9 克	蛇舌草 30 克
芙蓉叶 9 克	香橼皮 9 克	佛手片 6 克	旋覆花 9 克（包煎）
望江南 9 克	铁树叶 15 克	香谷芽 9 克	全栝楼 30 克（打碎）
赤芍 9 克	连翘 9 克		

14 剂，水煎服，每日 1 剂，早晚分服。

2004 年 7 月 30 日三诊：中脘灼热较减，大便已畅，胃纳亦增，仍有嗳气，舌红，苔薄黄腻，脉弦。湿热渐化，肝胃不和，兼有瘀热，治拟前法。处方：

炒白术 9 克	黄芩 9 克	制半夏 9 克	赤芍 9 克
白芍 9 克	炙草 6 克	藿香梗 9 克	佩兰梗 9 克
陈皮 6 克	炒枳壳 9 克	炒竹茹 6 克	连翘 9 克
芙蓉叶 9 克	香元皮 9 克	旋覆花 9 克（包）	代赭石 30 克（先煎）
铁树叶 15 克	蛇舌草 30 克	山药 9 克	全栝楼 30 克（打碎）
佛手片 6 克	香谷芽 9 克	丹参 9 克	

30 剂，水煎服，每日 1 剂，早晚分服。

四诊，2004 年 8 月 27 日。中脘灼热隐痛减轻，嗳气亦少，口气亦清。舌红，苔薄黄，脉弦。再守前法。处方：

炒白术 9 克	山药 9 克	黄芩 9 克	制半夏 9 克
赤芍 9 克	白芍 9 克	炙草 6 克	陈皮 6 克
炒枳壳 9 克	炒竹茹 6 克	连翘 9 克	代赭石 30 克（先煎）
丹参 9 克	香谷芽 9 克	铁树叶 15 克	旋覆花 9 克（包煎）
蛇舌草 30 克	佛手片 6 克	全栝楼 30 克（打碎）	

14剂，水煎服，每日1剂，早晚分服。

随访经中药先后数月治疗，中脘灼热、隐痛嗳气等症逐渐减轻。随访1年余，症状平稳，因无特殊不适，患者未行胃镜复查。

【按】本例属湿热夹瘀型，在慢性萎缩性胃炎的病人中较为少见，其病机乃平素嗜酒，酒热内蕴，加之气郁日久、胃络瘀阻所致。胃气升降失司则嗳气，热灼胃络则中脘灼热隐痛，治疗先以清化湿热为主，以黄芩、黄连合川朴、半夏，乃辛开苦降化湿浊之法，热清湿化后再以调气活血法为主调治，经先后四诊，有常法，有变法，临床症状才逐渐好转，乃守法又有变通也。

【出处】2011年1月《国医大师张镜人》。

案2　溃疡性直肠炎

张某某，男，66岁。初诊，1991年7月7日。主诉：腹泻2月，黏冻脓血便。2月来反复腹泻，腹痛，大便日行3～4次，呈血性黏冻，神疲乏力，曾服抗生素治疗，症状仍有反复。舌根黄腻，脉细。大便常规：红细胞3～5/HP，黏冻(++)，大便培养阴性，纤维肠镜示：溃疡性直肠炎。辨证：湿热蕴阻大肠，络脉受损，胃肠气机不和，运化失司。诊断：溃疡性直肠炎。治法：清热化湿，健脾助运。处方：

炒白术9克　赤芍9克　白芍9克　水炙甘草3克
蚂蚁草30克　马齿苋15克　条芩炭9克　银花炭9克
仙鹤草30克　侧柏叶15克　煨木香9克　大腹皮9克
炒山楂曲9克　炒神曲9克　香谷芽12克

7剂，水煎服，每日1剂，早晚分服。

二诊，7月14日。大便日行1～2次，便形较结，脓血、黏冻已消失，小腹有时隐痛，精神疲乏，脉细，苔薄腻。再拟前法加减。方药：

太子参9克　炒白术9克　炒山药9克　建莲肉9克
蚂蚁草30克　马齿苋15克　条芩炭9克　仙鹤草15克
炒枳壳9克　地榆炭9克　台乌药9克　煨木香9克
香谷芽12克

随访，药后腹泻已止，脓血、黏冻便消失，坚持服药，1月后处方以益气健脾、清肠泄热为主，去除止血之品，病情稳定，临床症状控制。随访1年，未见发作。

【按】溃疡性直肠炎属炎症性肠病范畴，一般认为与自身免疫有关，其主要症状为腹泻伴有黏液脓血便，易反复发作。中医辨证属“泄泻”“下利”“脏毒”等范畴。其因乃脾胃虚弱，运化失司，水谷不化而为湿热挟滞交阻肠道，清浊不分，混杂而下，热灼络损而见黏冻脓血便。故有言：“泄泻之本，无不由于脾胃”，“湿胜则濡泄”，“凡泄皆兼湿”。临床立健脾补土，益气助运为治泻之正法，选用太子参、白术、山药、扁豆、建莲肉等，补而不腻，助运化之能；因湿热蕴滞大肠，络脉受损，必用清肠泄热，凉血止痢，选用蚂蚁草、马齿苋、黄芩炭、银花炭、仙鹤草等，脾气健，湿热除，则腹泻次减，血便亦止，因是直肠溃疡所致，症状可见反复，必须服药久治，注意饮食调摄，予以巩固。

【出处】2011年1月《国医大师张镜人》。

案3 肠麻痹

陈某某，男，52岁。初诊：1981年7月15日。主诉：黑苔1年，反复不愈。有慢性肠麻痹史，平素习惯性便秘，1年来发现舌苔发黑，反复不愈，咽喉干燥。舌苔黑腻，脉细弦。辨证：湿热阻遏，痹而不畅。诊断：肠麻痹。便秘，湿阻。治法：燥湿清热，疏通腑气。处方：

苍术9克　白术9克　炒黄芩9克　陈佩梗9克
炒黄柏9克　全栝楼30克（切）　望江南9克　生米仁9克
连翘9克　银花藤30克　野荞麦根30克　香谷芽12克
甘露消毒丹9克（包煎）

12剂，水煎服，每日1剂，早晚分服。

1981年7月28日二诊：黑苔已见减退，舌质红，咽干，脉细弦。仍拟清化湿热，佐以养阴生津。处方：

苍术9克　白术9克　炒黄芩9克　陈佩梗9克
炒黄柏9克　知母5克　全栝楼30克（切）　望江南9克

赤芍 15 克　连翘 9 克　银花藤 30 克　野荞麦根 30 克
川石斛 9 克　干芦根 30 克　香谷芽 12 克　甘露消毒丹 9 克(包煎)

12 剂，水煎服，每日 1 剂，早晚分服。

1981 年 8 月 4 日三诊：黑苔化而未尽，痰稠而燥，时有嗳气，脉细弦。治守上法。处方上方去佩梗、望江南，加旋覆花 9 克(包煎)、代赭石 15 克(先煎)，7 剂。

1981 年 8 月 11 日四诊：黑苔虽减，尚未化尽，嗳气已缓，脉虚弦。仍守前法，兼以引火归元。处方：

苍术 5 克　白术 9 克　玄参 9 克　知母 9 克
黄柏 9 克　连翘 9 克　银花藤 30 克　旋覆花 9 克(包煎)
香谷芽 12 克　全栝楼 30 克(切)　望江南 9 克　代赭石 15 克(先煎)
炒赤芍 15 克　川石斛 9 克　附桂八味丸 5 克(包煎)

14 剂，水煎服，1 日 1 剂，早晚分服。

1981 年 8 月 25 日五诊：黑苔渐见减退，大便少畅，脉虚弦。治守上法。处方：上方加干芦根 15 克，赤芍改赤白芍(各)9 克。

1981 年 9 月 15 日六诊：黑苔已化，舌质带红，脉虚弦。前法加减。处方：

生白术 9 克　玄参 9 克　川石斛 9 克　代赭石 15 克(先煎)
炒黄柏 9 克　赤芍 9 克　白芍 9 克　全栝楼 30 克(切)
连翘 9 克　银花 9 克　望江南 9 克　旋覆花 9 克(包煎)
炒知母 9 克　怀牛膝 9 克　香谷芽 12 克　附桂八味丸 9 克(包煎)
麻仁丸 9 克(吞)

14 剂，水煎服，每日 1 剂，早晚分服。

随访，以后症情一直平稳，随访数月，未见反复。

【按】患者黑苔满布而舌质红，口咽干，此由湿热阻遏所致。湿愈困遏，热愈炽盛，进而津液暗耗，腑气不行。故治拟先投燥湿，冀湿遏或有化解。二诊起再佐养阴生津，以黄芩、佩梗与石斛、芦根为伍，进一步苍术配玄参共进。并由咽干，舌红，脉来虚弦，可知热由肾虚，相火上炎所致，故以附桂八味丸引火归元，且自始至终保持便行通畅。六腑为用，湿热难留，病情渐渐趋愈。后期湿邪渐蠲，乃渐撤燥湿之品，以免耗损真阴。

【出处】2011 年 1 月《国医大师张镜人》。

案 4 阻塞性黄疸

徐某，男，62 岁。初诊，1981 年 1 月 16 日。主诉：身黄、目黄 2 月余。病史：患者以往无肝胆病史。近 2 月来，右上腹略感胀满，继之面目及全身肌肤黄染，日渐加深，溲赤如红茶，皮肤瘙痒，大便呈绿色，无发热，外科确诊为阻塞性黄疸，常州来沪就诊。舌苔黄腻，质暗红，脉弦。中上腹及右上腹略有压痛，未及肿块，面目及全身肌肤黄染，小溲黄赤。肝功能检查：谷丙转氨酶 86 单位/升、碱性磷酸酶 132 单位/升、直接胆红素 52 毫克/升、血清总胆红素 72 毫克/升。辨证：肝胆湿热蕴结。诊断：黄疸(阻塞性黄疸)。治法：清化湿热，利胆退黄。处方：

山栀 9 克	炒黄芩 9 克	柴胡 9 克	绵茵陈 30 克(后下)
金钱草 30 克	广郁金 9 克	鸡骨草 15 克	赤苓 9 克
猪苓 9 克	制香附 9 克	香谷芽 12 克	青宁丸 9 克(包煎)
赤芍 9 克	白芍 9 克		

随访，服 7 剂后，大便日行 2～3 次，黄疸未见加深，右上腹胀满亦减，舌苔黄腻较化。1 月 30 日复诊时，肌肤及巩膜黄染明显消退，皮肤瘙痒已止，小溲色淡，大便日行 2 次，色已转黄。复查肝功能：谷丙转氨酶 45 单位/升，碱性磷酸酶 40 单位/升，直接胆红素 20 毫克/升，血清总胆红素 33 毫克/升。肝扫描已排除恶性病变，因病情好转，回当地继续治疗。

【按】患者面目肌肤黄染，证属“黄疸”，《景岳全书·黄疸》：“盖胆伤则胆气败而胆液泄，故为此证”，明确了黄疸的发病与胆汁外泄相关。此证乃肝胆瘀热夹湿交阻，木郁而不达，肝胆互为表里，胆依附于肝，胆液不循常道，泛滥于肌肤所致。治疗以茵陈蒿汤加味，清化湿热，疏利肝胆。茵陈、山栀和金钱草、鸡骨草倍增利胆退黄之功；青宁丸即大黄炮制而成，下而不猛，配赤芍泻血分瘀热，伍赤猪苓淡渗利湿，使湿热从二便分利，肝胆郁热渐清，小溲由黄赤转清长，胆汁循道不得外泄，则肌肤黄染，皮肤瘙痒亦渐消退，本案治疗半个月，虽黄疸尚未退尽，从病情及实验室检查分析，病已愈大半。

【出处】2011 年 1 月《国医大师张镜人》。

李振华：培土养肝，脾胃同治

李振华，1924—2017年，河南洛宁人。教授，主任医师。出身于中医世家，在60余年的实践中，他治学严谨，多有建树，辨治精妙，独具风格。崇尚四大经典，博采中西医之长，善用经方治疗脾胃病，结合自己多年的临床经验，提出“脾本虚证，无实证”的学术观点与“脾宜健，肝宜疏，胃宜和”的治疗思想，并形成了一系列辨治脾胃病的常用经方、验方，丰富和发展了中医脾胃学说。2009年7月，被评为首届“国医大师”。

案1 肾盂肾炎

王某，女，43岁。1985年4月20日初诊：患者近1年来，不定期出现尿急、尿频、尿道热痛，少腹下坠拘急，有时疼痛，腰部困痛，小便色黄，下肢午后微肿。经某医院作尿培养发现有大肠杆菌生长，诊断为肾盂肾炎。多次应用抗生素西药，可以缓解症状，未能根治。近半月余，上述症状又发作。现症见：面白少华，下肢轻度浮肿，舌体胖大，舌质淡红，舌根部苔黄腻，脉象滑数。尿化验：红细胞(+)，白细胞(++)，脓细胞(+)，蛋白微量。证属脾气虚弱，健运失职，湿邪下注，阻滞气机，郁而化热，膀胱气化不利而成热淋。治宜健脾利湿，清热凉血。方用经验方清淋汤，药用：

白术10克　茯苓18克　泽泻12克　白茅根30克
黄芪10克　石韦30克　蒲公英15克　丹皮10克
黑地榆15克　生薏苡仁30克　滑石18克　甘草3克
乌药10克

6剂，水煎服，每日1剂。

1985年4月28日二诊：服上方后，尿道热痛，少腹拘急坠痛消失，余症减轻，唯腰痛未减，舌苔黄腻减少，脉滑。上方加补骨脂10克，续断15克。6剂。

1985年5月5日三诊：服药后，诸症消失，尿检正常，嘱服归脾丸以巩固治疗，半年后随访未复发。

【按】慢性肾盂肾炎，常因劳累而反复发作，因此，李氏的清淋汤就是专门针对此证而设。李氏认为，劳淋患者不仅有湿热证的存在，更有脾气亏虚之表现，呈现虚实夹杂之证，因此，一方面要扶助正气，同时还要清利湿热以祛邪毒，本例就是其典型的长期难治之劳淋，经扶正祛邪之兼顾的治疗，病人得以治愈。

【出处】2005年5月《当代名医肾病验案精华》。

案2　慢性乙肝(活动期)

黄某，男，43岁。初诊：2005年3月29日。主诉：周身肌肤、小便黄已3月余。病史：1995年发现患有乙肝。平素每日少量饮酒。去年12月初出现腹胀、纳差、厌食油腻，周身困乏，至中旬全身出现黄疸，查总胆红素50微摩/升，谷丙转氨酶440单位/升，谷草转氨酶350单位/升，乙肝五项：HbsAg、HbeAb、HbcAb均阳性。诊断为慢性乙肝(活动期)，入住郑州市某医院治疗50天，服用丹茵合剂及中药(茵陈、大黄、丹参等)、葡酫内酯等药物效果不佳而出院。现腹胀以下午为甚，胸脘满闷、全身乏力、恶心、日进主食150克左右，厌油腻，小便黄，白睛，面色及肌肤黄染，腹部隆起。舌体稍胖大，舌质淡红、边有齿痕，苔稍黄腻，脉濡缓。腹部叩诊呈鼓音。实验室检查结果：2005年3月16日肝功能化验结果：总胆红素67微摩/升，直接胆红素41.3微摩/升，间接胆红素25.7微摩/升，谷丙转氨酶480单位/升，谷草转氨酶400单位/升。中医诊断：黄疸(阳黄，湿热黄疸，湿重于热)。西医诊断：慢性乙型肝炎(活动期)。治法：健脾和胃，化湿清热，理气退黄。以茵陈五苓散加味。处方：

茵陈12克　白术10克　茯苓15克　泽泻12克

桂枝 6 克	香附 10 克	郁金 10 克	厚朴 10 克
砂仁 6 克	广木香 6 克	焦三仙各 15 克	青皮 10 克
甘草 3 克			

10 剂，水煎服。

2005 年 4 月 10 日二诊：腹胀基本消失，饮食增加，日食 500 克左右，周身较前有力，面色黄、小便黄减轻，舌体稍胖大，舌质淡红，苔稍黄腻，脉缓。2005 年 4 月 9 日肝功能化验结果：总胆红素 32 微摩/升，直接胆红素 19.2 微摩/升，间接胆红素 12.8 微摩/升，谷丙转氨酶 125 单位/升，谷草转氨酶 97 单位/升。现脾气渐旺，胃气渐和，湿热渐化，去理气祛瘀之香附、青皮，加气阴双补之太子参 15 克益气而不过燥，藿香 10 克芳香以化中焦之湿。10 剂，水煎服。

2005 年 4 月 20 日三诊：诸症继减，身黄、小便黄已退，惟多食仍感腹胀，下午身感困乏。舌质正常，苔薄白，脉缓。2005 年 4 月 9 日肝功能化验：总胆红素 16 微摩尔/升，直接胆红素 9.4 微摩/升，间接胆红素 6.6 微摩/升，谷丙转氨酶 35 单位/升，谷草转氨酶 33 单位/升。脾虚仍未恢复，仍应以初诊方加减出人，黄疸已退可去茵陈。以加味四君子汤。处方：

党参 15 克	白术 10 克	茯苓 20 克	泽泻 12 克
郁金 12 克	厚朴 10 克	砂仁 6 克	丹参 20 克
青皮 10 克	延胡索 10 克	甘草 3 克	

30 剂，水煎服。

2005 年 5 月 21 日四诊：诸症消失，饮食恢复病前食量，四肢有力，已恢复开车工作。肝功检查各项仍正常。舌质正常，苔薄白，脉象正常。2005 年 5 月 19 日肝功能化验结果：总胆红素 14 微摩/升，直接胆红素 8.3 微摩/升，间接胆红素 5.7 微摩/升，谷丙转氨酶 25 单位/升，谷草转氨酶 23 单位/升。疾患已瘳，为防复发，以健脾益气和胃，疏肝理气通络之剂，每日服半剂，以资巩固。以四君子汤加味。处方：

党参 15 克	白术 10 克	茯苓 15 克	泽泻 12 克
桂枝 5 克	广木香 6 克	砂仁 6 克	厚朴 10 克
延胡索 10 克	郁金 10 克	甘草 3 克	

10 剂，水煎服，每日半剂。黄疸等诸病症消失，肝功能正常而病

情稳定。

【按】本证与前者茵陈蒿汤证同为阳黄证。即同为湿热蕴结中焦，胆液为湿所阻，胆汁不循常道而发病。但前者系热盛于湿，即以热盛为主，故非苦寒的茵陈蒿汤为主药，不能清热利湿退黄。本证系湿盛于热，即以湿盛为主，故用甘温苦的白术，健脾燥湿，以绝化生水湿之源；甘淡的猪苓、茯苓、泽泻以渗湿利尿；尤其辛温的桂枝，既能温命门之火而助膀胱之气化，又能助脾气以增强健运之力，达到温阳化气，通阳利水，方能祛湿务尽，湿散黄退。同为湿热互结，病理一热、一湿，用药一寒、一温。药物本质相反，原则有别，可见掌握理、法、方、药的重要。其他相互为用的药物，亦有原则不同。前者恶心食少，用甘而微寒的竹茹以清胃降逆；后者食少恶心，用辛而微温的藿香、蔻仁以化湿和胃。前者用滑石以清利湿热，后者用生薏苡仁以健脾渗湿。其余茵陈、郁金、川楝子以疏肝理气、清热利胆。惟后者复加青皮以增加理气的作用而达气行湿行之目的。故本方适用于阳黄证湿盛于热。

【出处】2011 年 1 月《国医大师李振华》。

案 3　慢性萎缩性胃炎

王某，男，29 岁。初诊：2018 年 7 月 24 日。患者以“胃脘痞满半月余”为主诉就诊，患者半年前出现餐后胃脘痞满不适，后于 2018 年 6 月 4 日山西医科大学第二医院查胃镜：慢性萎缩性胃炎，病理：（胃窦）慢性轻-中度萎缩性胃炎，HP：阴性。遂就诊于李教授门诊，刻下：胃脘痞闷，餐后加重，胸骨后堵闷，嗳气不畅，无反酸胃灼热，纳呆食少，眠可，小便频，大便黏，偶兼不消化食物，便不尽感，每日 2～3 次。情绪紧张对本病较担心。舌淡暗、胖大、边有齿痕，苔黄，脉弦滑。处方：

法半夏 10 克　干姜 6 克　党参 10 克　炙甘草 10 克
大枣 15 克　黄连 6 克　黄芩 10 克　炒白术 30 克
白芍 10 克　陈皮 10 克　枳实 10 克　荷梗 10 克
焦三仙 30 克　栝楼 30 克　川芎 10 克　松花粉 1.5 克（冲服）

服药 3 周后复诊：排便较前通畅，便量增加，痞满、嗳气减轻，纳一般，眠差。舌暗红、胖大、边有齿痕，苔白，脉弦。诸症平稳后患者规律每月来诊，随症加减，1 年后复查胃镜：慢性浅表性胃炎，病理：(窦小弯、体小弯)轻度慢性炎。

【按】方以半夏泻心汤加减，取燥湿健脾兼理气和胃之意。方中法半夏燥湿和胃、芩连燥湿清热祛邪，臣以党参、炙甘草、大枣、炒白术、焦三仙、松花粉健脾胃固本，其中松花粉健脾益气、祛风除湿，白术、陈皮、白芍取痛泻要方意调和肝脾、抑木扶土，佐以枳实、荷梗宽中理气，栝楼豁痰宽胸，川芎上行头目、中开郁结、下达血海，用为使药，调畅一身之气。患者症状改善后，长期调养，时因对本病担心，情绪紧张而诱发痞满，时用百合、乌药或贯叶金丝桃、刺五加或半夏、秫米加减，身心舒畅，进一步提高生活质量。

【出处】2020 年第 14 期《中国中医药现代远程教育》。

李今庸：补泻结合，善用古方

李今庸，1925—2022年，湖北枣阳市人。教授、硕士生导师。通晓中医内外妇儿及五官各科，尤长于治疗内科和妇科疾病。在内伤杂病的补泻运用上形成了自己独特的风格，即泻重痰瘀，补主脾肾。在学术上，认为“中医药学应以东方文化的面貌走向现代化”。重视学科和教材建设，首创了以治经法研究和整理古典医学著作，综合运用“校勘学”“训诂学”“方言学”“古文字学”“历史学”以及避讳知识等，对中医药古籍中一些悬而未决，聚讼未已的问题，进行了深入的研究。执教50余个春秋，桃李满天下。2014年10月，荣膺第二届“国医大师”称号。

案1　类风湿性关节炎

患者某，女，23岁，湖北武昌某工厂工人。1977年9月某日就诊，发病1年余，肢体大小关节疼痛肿大，每于天气变化时发作，小便色黄而有灼热感，口渴，脉濡数。病属热痹，治宜清热燥湿，祛风解毒。方选三妙散加味，处方：

苍术10克	黄柏10克	川牛膝10克	薏苡仁15克
桑枝15克	老鹤草10克	升麻10克	射干10克
木瓜15克	威灵仙10克		

煎水温服，每日1剂，早晚分服。服用20余剂，病愈。

【**按**】李老将痹症分为风寒湿痹及热痹2大类，热痹即风、湿、热邪痹阻经络，致使肢体经络气血不通，表现为关节红肿热痛，加之有口渴、苔黄腻、脉濡数等一派湿热之象。本案患者肢体关节疼痛1年余，病邪留滞日久，寒邪郁而化热，故见小便色黄灼热，口渴。脉濡数为体内有湿热之邪。故患者证属风湿热邪流于关节之热痹，用三妙散加味清热燥湿解毒，祛风通痹止痛。

【出处】《中国百年百名中医临床家丛书·李今庸》。

案2 痢疾

患者某，女，35岁。1969年8月9日就诊。1969年8月5日发病，发热，下痢红白黏冻，且时伴以鲜血，1日达20 ~30次，里急后重，痛苦不堪，口渴欲饮水，恶心欲吐，食欲缺乏。经他医治疗未效而于8月9日就诊于余。诊见形体消瘦，精神困惫，舌苔黄，脉细数。此乃湿热郁遏肠道，气血郁滞，拟白头翁汤加味，处方：

白头翁12克　黄连10克　黄柏10克　广木香6克
秦皮10克　当归10克　槐花12克　地榆15克

上8味，以适量水煎药，汤成去渣取汁温服，每日2次。

服药1剂，发热、口渴、恶心等症消失，食欲好转，表明热邪稍退，胃气渐顺。然仍下痢红白黏冻，1日夜20~30次，里急后重，困惫异常。仍以原方加减：

白头翁12克　黄连10克　黄柏10克　广木香6克
秦皮10克　当归12克　炙甘草10克　地榆30克
阿胶12克(烊化)

上9味以适量水先煎前8物，去渣取汁，纳阿胶于药汁中烊化，温服。药服1剂，大便转为正常，红白黏冻全无，里急后重消失，痢疾已愈。再以其方1剂巩固疗效。

【按】湿热邪气是贯穿痢疾致病的关键病因。患者症见下痢赤白黏冻，一日20~30次，里急后重，口渴欲饮，恶心，纳少，精神困惫，苔黄，脉细数。其辨证属湿热痢疾(热重于湿)范畴。李老在白头翁汤原方加广木香6克、当归10克、槐花12克、地榆15克，旨在清热化湿同时，行气、凉血、涩肠。服上方1剂后患者热象缓解，胃气和降，但仍有下痢脓血，一日20~30次，且困惫异常。此时患者证属虚实夹杂，当以攻补兼施，故上方基础上减槐花，地榆加量至30克，加炙甘草10克、阿胶12克(烊化)，益气补血，扶助正气。

【出处】《中国百年百名中医临床家丛书·李今庸》。

唐由之：清热除湿，调畅气机

唐由之，1926—2022年，浙江杭州人。主任医师、教授、研究员、博士生导师。从医60多年来，他全心致力于继承、创新和发展中医及中西医结合眼科事业，善于用气血理论治疗眼底疑难病，在老年性黄斑变性、糖尿病视网膜病变、视网膜色素变性、视神经疾病等方面造诣颇深。发明了治疗难治性青光眼的具有中医特色的手术方法“睫状体平坦部滤过术”等，为广大患者带来福音。为中国中医眼科的学科带头人，在国内国外享有盛誉。2009年7月，荣获首届“国医大师”称号。

案1　慢性结膜炎

患者，武某某，男，44岁。2009年8月3日初诊。主诉：双眼时有疲劳、干涩感3年。现病史：患者平素嗜烟酒，3年前开始出现双眼疲劳、困倦、干涩，在当地医院诊为“双眼干眼、慢性结膜炎”，予人工泪液点眼，已用较长时间均无明显疗效。既往史：高血压病病史7年，药物控制稳定。现症：双眼干涩、疲劳、困倦感，全身伴有口苦口黏，头晕身困，大便时黏滞秽臭，小便发黄，纳差，口不渴，舌淡苔黄腻，较润滑，脉滑。眼科检查：双眼视力1.0，双眼睑球结膜充血(+)，近两眦处可见滤泡增生，角膜透明，眼底检查正常。泪液分泌试验：右眼2毫米/5分，左眼0毫米/5分。诊断：双眼结膜炎，双眼干眼。辨证：中焦湿热。治则：清热除湿。处方：

杏仁10克　白蔻仁10克　生薏苡仁20克　厚朴10克

白通草15克　滑石20克　竹叶6克　法半夏15克

干姜6克　黄连6克

21剂，水煎服，每日1剂，每次200毫升，早晚饭后半小时温服。

服药期间饮食清淡，忌辛辣、油腻、烟酒。

2009 年 8 月 24 日二诊：患者诉双眼干涩、疲劳明显减轻，口黏、口苦、大便黏滞秽臭、头晕身困等均减轻。处方：上方加佩兰 10 克，藿香 6 克，21 剂，水煎服，每日 1 剂，煎出 300 毫升，早午晚饭后半小时各服 100 毫升。

2009 年 9 月 14 日三诊：患者双眼干涩、疲劳症状基本消除，全身症状明显改善。眼科检查：视力双眼 1.0，双眼睑结膜充血(+)，近两眦处可见乳头和滤泡较前减少，球结膜无充血，角膜透明，眼底检查正常。泪液分泌试验：右眼 12 毫升/5 分，左眼 15 毫升/5 分。处方：停服汤药。上方制为散剂，早晚各 6 克口服，共服 2 个月。

2009 年 12 月 7 日四诊：患者诉双眼无明显不适感觉，二便调，饮食睡眠正常，口苦、口黏及头晕身重症状消失。嘱患者停药物治疗，避免劳累熬夜，忌烟酒辛辣。

【按】患者中青年男性，因嗜食辛辣烟酒，出现中焦脾胃湿热困着，气机上下运转不利，阳气不能上达，津液敷布不畅，以致出现眼部疲劳、困倦、干涩、头晕，并伴有纳呆、口黏不欲饮、大便黏滞等湿邪困阻的症状，故予三仁汤加干姜、黄连，少加干姜辛温守中，入脾经能破湿热交结，黄连苦寒，苦能燥湿，寒能清热。酌加佩兰、藿香，重在芳香醒脾化湿，湿去则热孤。诸药合用，湿去热除，三焦畅达，气机通畅，阳气与津液敷布头面，则症状改善。此类湿热困阻三焦，除全身症状之外，重点在于舌诊，舌苔白腻或黄腻，水润湿滑者，可为湿热，也可以是寒湿，均可使用以三仁汤为代表的开通三焦调畅气机的方药。

【出处】2016 年第 3 期《中国中医眼科杂志》。

案 2　青光眼

患者，女，50 岁。2012 年 4 月 2 日初诊。主诉：7 天前，因情绪紧张、身体劳累、熬夜，突然出现右眼发红胀痛、视力下降(0.3)，当地医院诊断“右眼急性闭角型青光眼”，眼压最高测为 53 毫米汞柱左右。已行抗青光眼相应药物点眼、内服、静脉滴注治疗，右眼发红、胀痛明显减轻，视力有所提高(0.6)，眼压多次测量仍在25～29毫米汞柱左右。拟手术治疗。眼科检查：因患者在外地，未行眼部检查。问诊：口苦、恶心、耳鸣、胁胀、小便不利、大便干、身重、心慌、惊惕。柴胡加龙骨牡蛎汤，处方：

柴胡15克	法半夏12克	黄芩6克	生龙骨5克(同煎)
桂枝6克	大枣10克	生姜10克	生牡蛎5克(同煎)
茯苓6克	党参6克	生大黄6克(后下)	琥珀粉1.5克(冲服)

7剂，水煎服，每日1剂，早晚分服。

二诊：自述服药2天后，身体症状明显减轻，眼压下降，视力提高，各种药物减量，第五天全部停用。已服用上述中药7剂。体征：目前晨起口苦，时有耳鸣头晕，胸闷气短，左胁下扪之胀痛，舌苔薄白，脉弦偏数。眼科检查：右眼视力：1.0(矫正)，球结膜无充血，角膜清，瞳孔正圆，对光反应正常，虹膜纹理清晰，眼底未见明显异常。眼压：右眼11.56毫米汞柱，左眼12.13毫米汞柱。UBM检查：房角为宽角(对比发病时当地UBM检查：右眼前房角部分粘连)。小柴胡汤加减，处方：

柴胡15克	法半夏12克	黄芩6克	生牡蛎5克(同煎)
桂枝6克	大枣10克	生姜10克	生龙骨5克(同煎)
茯苓6克	党参6克		

5剂，水煎服，每日1剂，早晚分服。

三诊：服上述药物5剂，全身症状基本消除。眼科检查：右眼视力：1.0(矫正)，左眼1.0；眼压：右眼12.15毫米汞柱，左眼12.77毫米汞柱。双眼前节及眼底均未见明显异常。

【按】据患者自诉，发病前其父亲病危，患者经常陪护熬夜，情绪焦虑，身体疲劳。在以上诱因作用下，出现足少阳胆经郁热，手少阳三焦经失调，进而出现气、血、津液代谢失常，出现肝胆湿热证。因此治当清肝胆之郁热，辅以行气化湿。方选《伤寒论》柴胡加龙骨牡蛎汤加减。柴胡加龙骨牡蛎汤中，小柴胡汤能清胆经郁热，桂枝、茯苓通调三焦水道，龙骨、牡蛎、琥珀化痰安神，大黄清热通腑泻火。通过改善失调的三焦，水液代谢逐渐恢复正常，房水流出阻滞消除，眼压恢复正常。

【出处】2015年第5期《中国中医眼科杂志》。

任继学：正化湿浊，使之归清

任继学，1926—2010年，吉林省扶余市人，教授、研究生导师。曾先后提出肺胀、胆胀、真心痛、脾心痛、厥心痛、时行感冒、虚损性肾衰、急性肾风、慢性肾风等20余种病名及系统的辨证论治理论。对于急性缺血性中风、急性出血性中风等，提出"气血逆乱、痰瘀内结、水毒伤害脑髓元神"的病机观。创立了"破血行瘀、泻热醒神、化痰开窍"的治疗原则。创建了较为完整的中医急诊医学体系。主编我国中医急症第一部规划教材《中医急诊学》，填补了国内空白。2009年7月，获首届"国医大师"称号。

案1　急性黄疸型肝炎

谷某，女，30岁。2003年6月16日诊。患者几天来厌食油腻，腹胀，右胁肋疼痛，恶心，不欲饮食，小便黄如浓茶色，发病3日后两巩膜出现黄染，如橘黄色，继则周身出现不同程度的黄染。诊见精神抑郁，面部淡漠，查肝在肋下2.5厘米处，有明显触痛及叩痛。舌质淡红，苔厚腻，脉弦滑而数。肝功检查谷丙转氨酶285单位/L，黄疸指数67微摩/升。诊断：急性黄疸型肝炎。以清肝解郁汤加减服16剂，静脉滴注清开灵注射液15日后，症状体征完全消失。2003年7月2日肝功检查各项指标均达正常值，后复查肝功数次均正常，1年内无反复。处方：

金钱草50克	茵陈100克	龙胆草16克	柴胡16克
白芍16克	栀子16克	大黄18克（后下）	车前子18克（包煎）
紫草18克	麦芽18克	板蓝根28克	赤芍13克
枳实13克			

用法用量：16剂，水煎服，每日1剂，每日2次温服。同时用清开灵注射液30毫升，加入250毫升10%的葡萄糖注射液中静脉滴注，每日1次。以上剂量均为成人用量，小儿及体弱多病者，根据病情减少用量。

【按】患者急性黄疸，任老拟疏肝解郁汤方以利湿清热，疏肝解郁，凉血解毒。方中茵陈、金钱草、胆草利湿清热退黄；山栀清三焦郁热；板蓝根、车前子解毒清热利湿；赤芍、丹参紫草凉血清热、止痛活血；白芍柔肝养阴；柴胡、枳实解郁疏肝、止痛行气；麦芽和胃除积。诸药合用，使内蕴之热得以清泄，肝胆气机得以疏利。另清开灵注射液中的黄芩、金银花、板蓝根有解毒清热，通湿利热作用；牛黄、水牛角凉血清营，两药并用，退黄较快。黄疸较难退者应配用活血之法，祛瘀生新则黄疸易退。

【出处】2014年3月《肝胆病药方大全》。

案2　急性肾小球肾炎

陈某，女，38岁。于2003年2月16日初诊。腰酸痛4个月而就诊。4个月前，“重感冒”后出现腰酸痛，在当地医院诊为“急性肾小球肾炎”，经中西医治疗未见明显好转。诊见：劳累后腰酸痛，下肢酸软无力，口中黏腻，晨起恶心，咽红，舌红、苔白腻，脉沉缓无力。查尿常规：潜血++，蛋白+；肾功能及肾脏B超检查正常。西医诊断：急性肾小球肾炎；中医诊断：急性肾风。辨证为湿浊化热，治宜渗湿化浊，清热解毒，佐以益肾。处方：

土茯苓100克	爵床20克	山萸肉20克	血草20克
绵黄芪20克	姜竹茹15克	白豆蔻15克	杜仲炭15克
马勃15克	杞子15克	鲜茅根60克	桔梗10克

服1个月后尿蛋白消失，再随证加减，治疗4个月后尿潜血消失，病愈。

【按】任老强调急性肾风发病有显有隐，显者多为急性肾风因失治、误治所致，而误治者多由误补或过用苦寒伤阳损阴之品，以及使用激素类药物，反复发作者更为突出，此为坏病，也是中医难治之患，甚至导致肾衰而丧生。本例患者正虚外感，湿浊毒邪盘踞。任老重用土茯苓解毒除湿。任老认为，土茯苓为治湿毒要药，归经脾肾，能通经透络，解毒除湿；既能渗利湿浊之邪，又能正化湿浊而使之归清，湿渗浊清毒解，精微固藏，尿蛋白自可消除。另据《救荒本草》云其可以代粮，故长期大剂量服用无明显毒副反应。

【出处】2006 年第 1 期《浙江中医志》。

许润三：病证同辨，药证相合

许润三，1926年10月生，江苏阜宁人。主任医师、教授。从事中医药工作70余年，参合各家经验，精于脉理，详于辨证，擅用经方。对中医内科、妇科病有丰富经验。他用中医理论系统地论述了输卵管阻塞的中医病名、诊断和病因、病机，首先提出了对输卵管阻塞性不孕症应采用辨证与辨病有机结合的方法，并形成了一整套行之有效的诊疗规范，填补了中医药在输卵管阻塞方面论述及治疗的空白。其特色疗法，在社会上有广泛影响。40多年来经他治愈的不孕症患者数以千计，遍及国内各省市以及世界各地。2017年6月，荣膺第三届“国医大师”称号。

案1　阴道炎

患者女，32岁。2018年3月7日初诊。主诉白带量多伴阴道瘙痒10余天。10余天白带量多、色黄黏稠伴有阴道瘙痒，阴部生有息肉样物质。2018年2月25日来潮，平素月经5/25～28天，经量中等有血块，来潮第1天腰酸，小腹阵痛，舌质红胖大舌根部苔黄腻，脉细沉取无力。就诊检查后确诊为阴道炎，辨证属湿热蕴结、气血亏虚证，治宜清湿热、补气血。处方：

黄芪60克	白英30克	当归15克	大枣3枚
地肤子10克	蛇床子10克	黄连8克	黄芩8克

7剂，水煎服，每日1剂，早晚分服。

2018年3月14日二诊：患者带下量明显减少，已无阴道瘙痒症状，阴部息肉样物质基本消失，舌质红苔黄白腻，脉细沉取无力。为巩固疗效，依上方7剂水煎服，每日1剂，早晚分服。

1 周后电话随访，患者告知阴道炎症状已愈。

【按】此患者由于气血亏虚，任带固摄不足，致带下量多；湿热乘之注于下焦，久而生火导致阴道痒及带下色黄质黏；湿热蕴结，瘀阻胞宫，故来潮腹痛。加之舌脉辨证，以“清湿热，补气血”为治则，拟“当归补血汤”为基础方，黄芪当归益气生血，取大枣补血之用，补益气血功效确切；依其湿热症状取白英、地肤子、蛇床子、黄连、黄芩清下焦相火，清热燥湿止痒。气血足任带盛则带正常，湿去火热无以依附则痒自止。此方用药少而精直中病所，故一诊过后患者带下量明显减少，阴痒症状消，继续服用原方清利湿热，补益气血以善后。

【出处】2020 年第 7 期《中国中医基础医学杂志》。

案 2　经前期紧张综合征

么某，女，36 岁。1988 年 9 月 12 日初诊。经前头痛、头晕 10 年。近 10 年来患者每逢经前 10 天左右即感头痛、头晕，甚则伴有恶心呕吐。待月经来潮后头痛、头晕可自行逐渐缓解。曾间断服用中药，效果不显。患者平素性情急躁，喜生气，常感胸胁胀满不适，睡眠多梦。食纳一般，大便不成形，每日 1 次。舌质红，少苔，脉弦细。月经 13 岁 5/25 ~28 天，量中色红，痛经(-)，末次月经 9 月 1 日。24 岁结婚，孕 1 产 1。证候：肝火上扰，湿浊中阻。立法：清肝火，化湿浊。处方：

夏枯草 10 克	菊花 10 克	钩藤 10 克	赤芍 10 克
川芎 12 克	生牛膝 10 克	生薏苡仁 20 克	白蔻 5 克
佩兰 10 克	乌梢蛇 30 克	金钱白花蛇 1 具	

14 剂，水煎服。

二诊：服上方 14 剂后月经来潮。患者经前头痛、头晕明显减轻，稍感恶心但未吐，很快缓解。心烦、胸胁胀满亦减，唯睡眠多梦。舌偏红、脉细滑。继予上方 14 剂，以巩固疗效。

【按】患者素有肝经郁火，经前阴血下注冲任，肝脏失柔，郁火上扰则经前头痛、头晕。肝木横克脾胃则恶心呕吐，大便溏薄。故用夏枯草、菊花、钩藤清肝火，利清窍。生薏苡仁、白蔻、佩兰调和脾胃，化湿祛浊。赤芍、生牛膝凉血活血。川芎活血行气能止头痛。而乌梢蛇、金钱白花蛇为许老治疗经行头痛常用药。二药均入肝经，有良好的祛风通络止痛之功，在辨证用药的基础上，加用二蛇则疗效更佳。

【出处】1990 年第 5 期《中级医刊》。

徐景藩：补泻兼施，多法并用

徐景藩，1927—2015年，江苏省吴江区人，主任医师、教授。擅长脾胃病诊治，坚持“多方位研究、多学科结合”，成立全国唯一脾胃病研究基地。对食管病主张调升降、宣通、润养，创“藕粉糊剂方”卧位服药法；治胃病主张从三型论治，参用护膜法；治疗以便泻为主症的慢性结肠炎，创“连脂清肠汤”内服和“菖榆煎”保留灌肠法；创“残胃饮”治疗残胃炎症；重视脾胃病参用疏肝理气治法；用药注意刚柔相配、升降相须等法，不断提高疗效。2009年7月，荣获全国首届“国医大师”称号。

案1　慢性萎缩性胃炎伴糜烂

患者，男，67岁。2005年2月28日初诊。主诉：胃脘痞胀不适4年。现病史：病起4年，主症胃脘痞胀不适，得矢气则舒，无嗳气，口干，便溏不实，不嗜烟酒，舌偏红，苔燥腻、黄白相兼，脉细弦。2004年12月，外院胃镜检查见慢性萎缩性胃炎伴糜烂；2005年1月26日，上海瑞金医院肠镜检查结果示全结肠无明显异常。西医诊断：慢性萎缩性胃炎伴糜烂；中医诊断：胃痞，证型：湿热内阻，治法：清热化湿，理气和中。处方：

黄连2克　厚朴10克　焦白术10克　枳壳10克
鸡内金10克　佛手10克　茯苓15克　藿香10克
仙鹤草15克　炒防风6克　白芍15克　焦建曲15克
甘草3克

每日1剂，水煎服，每日2次。

二诊：2005年3月28日服用上方后诸症改善，腹中喜暖畏寒，矢气多，大便日行 1 次，质溏稍转实，苔燥腻稍化，化而未净，治以原法。处方：

藿香 10 克　黄连 2 克　厚朴 10 克　良姜 3 克
炒防风 6 克　白芍 15 克　鸡内金 10 克　绿梅花 10 克
焦白术 10 克　炒枳壳 10 克　茯苓 15 克　甘草 3 克
建曲 15 克　炒薏苡仁 30 克

每日 1 剂，水煎服，每日 2 次。

三诊：2005 年 4 月 21 日苔根微黄白腻，舌暗红，脉细弦。经治以来，脘痞、便溏诸症改善，饮食尚可，治以原法出入。

【按】该患者舌偏红，苔燥腻、黄白相兼，辨证属湿热内阻。湿热之邪阻滞中焦，致脾胃运化乏力，气机停滞。故徐老用黄连配伍厚朴，以黄连清湿热，厚朴散湿结，共清中焦之湿热，调畅气机。徐老在诊治脾胃病时十分注重调理脾胃气机。厚朴气味辛温，可散胃中湿满，泻胃中实满，是徐老治疗脾胃疾病的常用药，并擅于配伍。常以辛散药配伍苦降药，如配伍苍术，以恢复脾升胃降的生理功能；以寒凉药配伍温热药，如配伍黄连，在清胃肠湿热的同时不至于损伤脾胃阳气。此外，脾易生湿，脾胃疾病常兼痰邪、湿邪，治疗时应加用燥湿健脾之药，以恢复脾运，使胃气得健，气血生化有源。

【出处】2019 年第 2 期《中国中医药图书情报杂志》。

案 2　溃疡性结肠炎

患者某，男，46 岁。2009 年 7 月 2 日初诊。主诉：下利赤白次多间作 3 年余。病史：患者于 2006 年 3 月初发大便带脓血，日行 6 ~7 次，伴有左下腹疼痛，神疲乏力，面色少华，形体消瘦，发病以来，体重下降 10 余千克。2007 年 4 月查肠镜示溃疡性结肠炎慢性复发型，就诊于多家医院经中西药治疗，病情仍反复。2009 年 6 月份 2 次肠镜报告显示：肠腔出血，狭窄，病位在回盲末端及直肠，特来徐老处就诊。查患者舌淡红，苔薄白根微腻，脉沉细不数。形体消瘦，精神不振，面色无华。西医诊断：溃疡性结肠炎。中医诊断：下利。治宜清热祛湿、活血止痛、健脾益气、适当配伍养阴。

处方一：

山药30克	白术10克	黄芪15克	百合30克
玉竹15克	黄连3克	藿香10克	紫草15克
牡丹皮10克	当归10克	赤芍10克	白芍15克
炮姜炭6克	阿胶珠15克	焦神曲15克	仙鹤草15克
合欢皮30克			

2次水煎服，每日1剂。

处方二：

黄柏30克	地榆20克	苦参10克	石菖蒲20克
白及10克	白头翁30克	紫草30克	锡类散1.5克

每日1剂，浓煎成150毫升，晚间保留灌肠，连续5天，停2天。如此循环。

处方三：

灸治：气海、足三里、三阴交、命门等穴位交替进行。

二诊(2009年7月16日)：用药2周后，舌苔白多黄少，舌淡红，脉细濡数。患者诉症状好转，但仍有腹痛在下脘、左上腹、右下腹。上方去百合、玉竹、牡丹皮、当归、赤芍、炮姜，加陈皮10克，半夏10克，薏苡仁30克，木香6克，鸡内金10克，丹参10克。每日1剂，水煎分2次服。同时配合灌肠及艾灸。

三诊(2009年7月30日)：2周后，腹痛已减，舌苔不腻，重在调补，补肾生髓化血使得肾气充旺，邪气自衰，扶正以祛邪。处方：

黄芪15克	当归10克	山药30克	白术10克
茯苓15克	炙甘草3克	阿胶珠15克	补骨脂6克
紫草10克	仙鹤草20克	黄连3克	薏苡仁30克
谷芽30克	焦山楂15克	神曲15克	紫河车15克(冲服)

配合灌肠及灸法。

3个月后随访，症情稳定。

【按】本案患者禀赋素虚，常年外感咳嗽，就诊时又见形体消瘦，面色萎华，神疲乏力，腹痛便赤白脓血，病已3年余，诊断为下利，证属肺脾两伤，肝脾不和，肠腑湿热内蕴，久病入络，脂膜受损。一诊方重用山药健脾，补脾气养脾阴。黄连阿胶并用，清肠腑之热，补营血之亏虚；炮姜、白术，健脾温中；仙鹤草、牡丹皮、赤芍行其瘀血；紫草凉血止血，有助于溃疡愈合。二诊时患者舌苔白多黄少，舌淡红，脉细濡数。脾胃湿热未尽，湿重于热，濡则为脾气虚，数为虚热，阴虚生内热，则肠中有热。患者诉仍有腹痛，痛在下脘、左上腹、右下腹，病及胃肝脾，仍治以健脾益肝和胃，清化湿热。三诊时患者症状已不明显，以补为主，补泻兼施，寒热并用，不忘活血。本案例中运用灸法，灸治气海、足三里、三阴交、命门健脾温肾，有利于缓解症状，提高并巩固疗效。

【出处】2018 年第 7 期《中华中医药杂志》。

刘志明：清化湿热，理气和血

刘志明，1927年8月生，湖南湘潭人，教授。从事中医临床工作70余年，自幼师承名师杨香谷，是中国中医科学院第一批医疗科研人员。学宗岐黄，崇尚仲景，博采众长，集历代名家之大成，师古而不泥古；他擅长内科，善用经方，熔古今名方于一炉，灵活变通，形成了独特的学术思想；他治病重视先天，强调补肾，同时注意调理后天脾胃，以资化源；他对心脑肾系疾病、发热病、湿热病、老年顽疾等内伤杂病及外感热病穷源究委，敢于创新，另辟蹊径，疗效卓著。2014年10月，荣获全国第二届"国医大师"称号。

案1　慢性肾功能衰竭

杨某某，女，30岁。尿少，全身浮肿2年，腹胀、恶心、呕吐半年于1990年7月20日患者1988年6月不明原因而感全身乏力，并发现眼睑、面部浮肿，渐遍及全身肿，尿少，每日尿量500毫升左右，食欲减少而往当地医院治疗，当时尿常规：尿蛋白(++++)，管型(++)，红细胞(+)，诊断为慢性肾炎，经激素及其他西药治疗，病情有所缓解，由于血压高，激素骤停，而出现病情加重。近半年反复感冒发热，喉痛，尿量明显减少，浮肿进行性加重，出现纳呆，腹胀、恶心、呕吐。检查血非蛋白氮100mg%，肌酐8.5mg%，二氧化碳结合力20容积%，血色素6.5克/升。复查尿常规：尿蛋白(++++)，红细胞(+)，白细胞(+)，管型0~3。西医诊断：慢性肾炎(尿毒症期)，经中西药治疗病情无好转，且出现气短、气促、头晕，腰酸胀而转我院。诊查：血压21/14.6毫米汞柱，面色苍白晦滞，精神萎靡，口有浊气，头面浮肿，腹膨隆，有移动性浊音，下肢压之凹陷不起，舌淡，苔黄腻，脉细弦滑。

辨证：属肾虚水泛，湿热蕴阻。治宜益气养阴，清化湿热。处方：

猪苓 12 克	茯苓 12 克	泽泻 12 克	阿胶 12 克
石苇 24 克	生黄芪 30 克	生地 18 克	太子参 30 克
茅根 24 克	车前草 9 克	川牛膝 9 克	生姜 9 克
当归 9 克			

服 7 剂后，尿量渐增，每日尿量 1500 毫升左右，浮肿渐减，腹胀减轻，恶心、呕吐基本消失，食欲增加，守原方加减调理 4 个月，全身浮肿基本消退，面色转红润，血压基本恢复正常，尿常规：尿蛋白（+），血检查：非蛋白氮及血肌酐基本正常，血色素 8.2 克/升。追踪 2 年，病人一般情况尚好，能从事家务劳动。

【按】患者出现血压高，头晕，咽痛，面及全身浮肿，腰脊酸楚，少色赤，舌苔薄黄或黄腻、质偏红，脉细弦滑；尿蛋白增多，尚有管型及红细胞和肾功能有中度至重度损害。由于本例属少阴肾气本虚，复感外邪，湿热交遏至阻，脾胃升降，肾气开国因之受阻，遂致清浊相干，上格下关。盖湿与热合，侵及中清之府，脾主升清，胃主降浊，必先除其湿热，和其脾胃，湿热除，脾胃和，则升降自调，三焦通利，肾气恢复正常。故以猪苓汤为基本方，该方利水而不伤阴，清热而不过于苦寒，滋阴而不碍邪，用于下焦湿热阴伤之正，十分合拍，方中增入车前草、石苇、茅根助原方清利湿热，增生地、牛膝养阴清热，增黄芪、太子参、甘草健脾益气而不助火。全方合用补不碍其邪，泻不损其阳，因而临床疗效卓著。

【出处】1993 年第 3 期《湖南中医杂志》。

案 2　慢性结肠炎

洪某，男，56 岁。初诊日期：1980 年 6 月 24 日。患者腹痛、泄泻反复发作 8 年余，每次发作见左上腹隐痛，或阵发性剧痛，痛则必泻，1 日数次。先后就诊于多家医院，皆诊断为“慢性结肠炎”，治疗数年，但未见好转，故求诊于刘老。就诊时患者诉：腹痛泄泻，泻后痛减，一日数作，便下酸腐；胸闷，脘腹胀痛，胃纳减，嗳腐吞酸；精神萎靡；

舌红，苔薄黄腻，脉滑数。辨证：湿热内阻，气血不和。治法：清热导滞，调气和血。方用芍药汤加减。处方：

赤芍药9克	当归9克	柴胡9克	黄芩9克
黄连3克	肉桂6克	槟榔9克	木香9克
砂仁9克	五灵脂9克	诃子9克	

5剂，每日1剂，水煎，分2次服。

1980年6月29日二诊：腹胀疼痛减轻，大便成形，每日1次，食纳增；舌淡红，苔薄黄腻，脉弦数。治法同前，上方化裁，服药2周泄泻未复作，诸症若失。

【按】本例患者病久，却见舌红、苔黄、脉弦数、嗳腐吞酸、便下酸腐等里热征象，刘老认为，虽有“久泻无火”之论，但亦不可固执。此案当为肝脾久郁，湿热内生，以致气滞血瘀，故治宜清化肝脾湿热，兼以理气和血。投以芍药汤以清利肠道湿滞、调理气血。并于原方去大黄、甘草，以防大黄泻下、甘草壅滞；加柴胡以疏肝解郁、调畅气机、生发阳气，《神农本草经》称其“去肠胃中结气、饮食积聚、寒热邪气，推陈致新”；加五灵脂以理血；加砂仁以和胃；加诃子以涩肠止泻。由此案可见，临床虽应重视理论，但亦应联系实际，辨证论治。

【出处】2010年第7期《上海中医药杂志》。

张　磊：临证八法，致中和平

张磊，1928年10月生，河南信阳人。在70余年的教学和临床实践中形成了独特的“动、和、平”学术思想，创立了具有临证特色的八法，即：轻清法、涤浊法、疏利法、达郁法、运通法、燮理法、灵动法、固元法，弥补了传统方药的不足，已经被许多中医工作者应用于临床，反响甚好。临床擅长以经典理论为指导治疗内、外、妇、儿科疾病，尤善诊治内科疑难杂病。始终把临证放在首位，突出中医特色，辨证用方，既防止“有方无药”，又防止“有药无方”；既防止药过于病，又防止药不及于病；还很重视开具“无药处方”。2017年6月，荣膺第三届“国医大师”称号。

案1　2型糖尿病

患者，女，62岁，已婚。于2015年3月11日首次就诊。主诉：口渴8年余，头晕伴双下肢水肿2年，加重1个月。患者自2006年8月出现口渴、饮水较多的症状，于当地县人民医院就诊，诊断为2型糖尿病，后续几年常口服二甲双胍缓释片。2014年9月患者出现头晕乏力，双下肢水肿，再次于当地县人民医院就诊，血压：164/108毫米汞柱，检查示：尿微量白蛋白185毫克/升，空腹血糖9.7毫摩/升。诊断为：1.2型糖尿病 2. 高血压2级 3. 糖尿病肾病(临床蛋白尿期)，给予胰岛素控制血糖治疗，平常少有血糖监测(治疗经过及用药剂量不详)。2015年2月感头晕乏力，双下肢水肿加重。为求进一步治疗，遂来就诊。测血压：170/105毫米汞柱，当日相关检查示：尿常规：尿微量蛋白212毫克/升，肾功能：血尿素氮19.3毫摩/升，血肌酐165微摩/升，尿酸430微摩/升，空腹血糖10.23毫摩/升，糖化血红蛋白7.8%。

刻下见证：面色微黑，口渴，双下肢水肿，周身乏力，怕冷，夜间烦渴加重，盗汗，口干，不苦。纳差，夜寐多梦，大便偏干，小便略黄，舌红暗，苔白，脉沉细略数。西医诊断：2 型糖尿病、高血压 2 级、糖尿病肾病（临床蛋白尿期），张教授辨证为浊阻下焦之证。治以清热利尿，生津益肾。方药：

白茅根 30 克	冬瓜仁 30 克	生薏苡仁 30 克	桃仁 10 克
连翘 10 克	赤小豆 30 克	滑石 30 克	怀牛膝 10 克
干地龙 10 克	琥珀 3 克	冬葵子 15 克	茯苓 10 克
苍术 15 克	桂枝 10 克	生甘草 6 克	

10 剂，水煎服，每日 1 剂，早晚温服。

2015 年 3 月 20 日二诊：患者服上药后头晕乏力、怕冷、水肿、口渴均有减轻，纳可，偶有盗汗，纳差，睡眠好转，大便偶有便溏，小便平，舌淡红偏暗，苔白，脉沉细。复查肾功能：血尿素氮 11.7 毫摩/升，血肌酐 140 微摩/升，尿酸 403 微摩/升。空腹血糖 7.53 毫摩/升，糖化血红蛋白 7.1%，尿微量白蛋白 123 毫克/升。上方去连翘、滑石，加炒白术 15 克、干姜 10 克。10 剂，水煎服，每日 1 剂，早晚温服。

2015 年 4 月 1 日三诊：患者稍感乏力，夜间偶有口渴，水肿盗汗已愈，纳眠可，二便调，舌淡红，苔白，脉沉缓。复查肾功能：血尿素氮 10.2 毫摩/升，血肌酐 119 微摩/升，尿酸 374 微摩/升。空腹血糖 5.5 毫摩/升，糖化血红蛋白 6.4%，尿微量白蛋白 20 毫克/升。给以山前汤（山前汤为张教授自拟方，常用于机体气血阴阳与脏腑功能紊乱之久病。方中之药生熟并用，尊燮理阴阳之法）：

炒白术 15 克	生白术 15 克	炒山楂 15 克	生山楂 15 克
生车前子 15 克	炒车前子 15 克		

嘱患者注意合理饮食，控制血糖。2 个月后随访，患者已无明显身体不适。

【按语】该患者为老年女性，因患糖尿病 8 年余，浊邪下注于肾，肾阳气化乏力，浊瘀久蕴化热，耗伤肾阴，最终导致阴阳具损。张教授首诊用白茅根、冬瓜仁、赤小豆、滑石、栀子、连翘，六药共清肾中尿浊之热。茯苓与苍术以健脾运；冬葵子、生薏苡仁清肾热；干地龙与琥珀通瘀浊；怀牛膝补肾清浊；桂枝温阳化气。二诊患者症状减轻，仍怕冷、纳差，增炒白术与干姜二药，一则温阳，二则燥脾健脾以助脾运得健，则津液化生有源，且利水消肿。三诊，患者基本已愈，仍有乏力，夜间偶有口渴，故张教授给以山前汤治疗，白术与山药以健脾益气生津。山楂配以车前子化浊降脂利尿。

【出处】2022年第5期《时珍国医国药》。

案2　糖尿病

患者，男，51岁，2018年12月3日初诊。主诉：间断右胁不适，腹胀2年，加重1周。现症：纳呆，乏力，无恶心、呕吐，睡眠一般，小便稍黄，目珠不黄，大便偏干，舌红，苔黄腻，舌下脉络瘀阻。5年前患乙型肝炎、糖尿病，经多家医院治疗（具体不详），效果一般，情绪急躁；2年前间断出现右胁不适、腹胀，院外曾服用温胆汤、保和丸稍有改善；近1周症状加重，谷丙转氨酶45～50单位/升、谷草转氨酶50～60单位/升、乙型肝炎病毒DNA定性（-），血糖未监测。2018年10月18日彩超检查示：甲状腺结节、胆囊壁毛糙。西医诊断：糖尿病、慢性乙型肝炎。中医诊断：消渴、肝著。证属肝热脾湿，浊邪积着。治宜涤浊。处方：

桑叶10克	竹茹10克	丝瓜络10克	荷叶15克
炒山楂15克	麦芽20克	浙贝母10克	夏枯草15克
茵陈30克	生薏苡仁30克	桃仁10克	制鳖甲30克
川芎15克	郁金15克	大黄6克（后下）	生甘草6克

15剂，每日1剂，水煎，早晚各服1次。

2018年12月19日二诊：诸症改善。给予一贯煎加桑叶10克、竹茹10克、丝瓜络10克、麦芽炭20克、郁金15克、生甘草6克，再服15剂。

【按】张教授认为，此病为肝热脾湿、浊邪积着所致，临床常用苇茎汤加鳖甲、郁金、醋延胡索、败酱草、生麦芽、炮山甲、浙贝母、夏枯草、茵陈、大黄、生甘草治疗。因方中鳖甲、穿山甲价较昂贵，可以皂角刺、川芎、三棱代之。该方用于治疗慢性肝病患者有右胁不适或疼痛、腹胀、小便黄、大便或溏或干、肝功能异常、脾大等。本方用以甘药，佐以焦苦，提出了肝虚证的治疗法则：酸入肝，肝虚当补之以本味，助用入心之焦苦，益用入脾之甘味，能够补土制水以助火，从而制金防其侮肝木。如此则酸收、苦降、甘缓，更能调和中气，涤浊泻热滋阴，使人体气机通畅、五脏安和。

【出处】2021 年第 5 期《中医研究》。

周仲瑛：审证求机，复法合方

周仲瑛，1928年6月生，江苏如东人。教授、主任医师、博士生导师。出身于中医世家，幼承庭训，中医药学理论功底十分深厚。数十年来，在中医药医疗、教学、科研战线上辛勤耕耘，成就卓著，是享誉国内外的著名中医学家。他在中医内科，尤其是在疑难急症和心肺疾病方面进行了长期的潜心研究，具有深厚的造诣。他在临床实践基础上坚持从事心、肺、肝、肾等多系统病种的科研工作，创研新药16种，用于所治内科急难症，明显提高了临床疗效，取得显著的社会效益和经济效益，为中医药学的发展做出了卓越的贡献。2009年7月，被评为首届“国医大师”。

案1　痛风

患者，男，35岁，2012年4月20日初诊。双下肢关节反复疼痛20余年，加重1周。20年前曾发痛风，此后每年反复发作。发作时关节红肿热痛，多发于足踝、拇趾、小趾关节，10天左右缓解。检查血尿酸偏高，长期口服别嘌呤醇片每次100克，每日1次。2011年11月10日复查血尿酸610微摩/升，口服别嘌呤醇片增至每次150毫克，每日2次。2011年12月10日复查血尿酸590微摩/升，口服别嘌呤醇片增至每次200毫克，每日3次。近3个月右足拇指、右踝肿痛已发作3次，饮食稍有不慎或劳累后即复发。刻下症：右足第一跖趾关节及右足外踝关节红肿疼痛1周，局部皮肤温度稍高，行走不便，口干口苦，未见痛风石形成，纳眠可，小便黄，大便调。舌质暗，舌苔黄中后部腻，脉濡滑。实验室检查：血尿酸550微摩/升，血常规、尿常规、肝功能、血脂、肌酐、尿素氮未见明显异常。西医诊断：难治性痛风；中医诊断：

痹证（顽痹），辨证属湿热浊毒入络。治宜清泄湿浊、解毒通络。处方：

麸炒苍术10克　黄柏10克　薏苡仁15克　炒薏苡仁15克
土茯苓60克　萆薢20克　忍冬藤15克　豨莶草25克
川牛膝10克　山慈菇15克　鬼箭羽20克　威灵仙15克
桑枝20克　络石藤15克　赤芍10克

28剂，水煎服，每日1剂，分早晚餐后半小时服用。

嘱其停服别嘌呤醇片，若痛甚可服用抗炎镇痛药，多饮水，多休息，抬高患肢，避免食用动物内脏、肉汤、海鲜等高嘌呤食物。

2012年5月18日二诊：患者一诊后仅服用中药汤剂，未服用别嘌呤醇片及抗炎镇痛药。右足第一跖趾关节及右足外踝关节已无红肿疼痛，皮肤温度正常，自觉右足踝关节僵硬，活动不利，两膝酸痛，易疲劳，口干口苦较前好转，晨起小便黄，纳眠可，大便调。舌质暗，舌苔黄中后部腻，脉细滑。复查血尿酸480微摩/升。处方以初诊方加制天南星10克、炙僵蚕10克、鸡血藤15克、千年健15克、续断15克、黄芪20克。28剂，煎服法同前。

2012年6月21日三诊：关节已无明显不适，现稍有两膝酸软，疲劳无力，无口干口苦，纳眠可，大小便调。舌质偏红，舌苔黄薄腻，脉细滑。复查血尿酸424微摩/升，血常规、尿常规、肝功能、肌酐、尿素氮未见明显异常。处方以初诊方加千年健15克、续断15克、炙黄芪20克，减土茯苓量至30克、萆薢15克、山慈菇10克。21剂，煎服法同前。

治疗后关节无明显不适，两膝酸软、疲劳无力缓解，继服初诊方加减汤剂巩固治疗半年。随访至2013年初，病情稳定，血尿酸每月复查均低于360微摩/升，痛风性关节炎未再发作。

【按】根据患者的临床表现及血尿酸检测结果，本案病属难治性痛风。药用清络痛消方加威灵仙通行十二经脉，增强通络之效，桑枝、络石藤通泄络热，赤芍凉血化瘀。二诊时症状明显好转，血尿酸水平也有所下降，自觉右足踝关节僵硬、活动不利，恐久病痰瘀已成，故加用炙僵蚕、制天南星、鸡血藤化痰祛瘀；伴见两膝酸痛、易疲劳，肝肾气血亏虚之象明显，加用千年健强筋骨、续断补益肝肾以缓解病情；正不足而邪有余，故选用生黄芪，取其益气祛湿之功。三诊时患者痛风已近2

个月未再发作，血尿酸水平已降至接近正常值，故减轻土茯苓、萆薢、山慈菇的用量；因仍有两膝酸软、疲劳无力，故继续予千年健、续断补肝肾、强筋骨；舌苔黄薄腻，说明湿邪渐去，治病求本，故选作用偏于里的炙黄芪益气补中。患者首诊辨证准确，治疗过程谨守病机变化，诸药合用，多因同治，药后即见良效。

【**出处**】2022年第13期《中医杂志》。

案2　干燥综合征

陈某，女，56岁，退休工人。1997年10月15日初诊。主诉：口干5年，加重1个月。患者口干不适5年余，未予重视，近1个月来自觉口中毫无津液，进食干性食物尤显，整日饮水不断，仍难解其渴，外出必自备水瓶，并含咽西洋参片，外院诊断为干燥综合征。刻下：不思饮食，嗳气频作，口中有黏滞感，口苦，疲倦乏力，舌质紫、苔黄腻，脉细滑。病机：湿热中阻，气不布津，津气两伤。治以清热化湿，益气养阴。处方：

藿香10克	佩兰10克	泽兰10克	黄连3克
法半夏10克	太子参10克	川石斛10克	厚朴5克
芦根15克	茯苓10克	枳壳10克	橘皮6克
竹茹6克	焦神曲10克	焦山楂10克	

14剂，每日1剂，水煎，早晚温服。

二诊：1997年10月29日患者服药后口黏消失，口干亦减，晚餐后口中仍有黏腻感，食纳知味，午后胃中嘈杂，寐差。舌质暗红、苔黄腻，脉小弦滑。予初诊方加葛根12克、肉桂2.5克（后下），28剂。

三诊：1998年1月9日患者诉服药后口干明显改善，口苦、口黏消失，食纳好转，精神亦有改善，但睡眠仍差，每日需服安眠药，仅能睡4～5小时，腰酸，下肢清冷，尤以膝以下为甚，沉坠重滞，抬腿无力，行路步态细碎。舌脉同二诊时。予二诊方去茯苓、枳壳、橘皮、竹茹、焦楂曲，加麦冬10克、生地黄12克、天花粉15克、知母10克、淫羊藿10克、川续断15克、酸枣仁30克，28剂。

四诊：1998 年 3 月 5 日患者诉服药后腿冷减轻，夜寐亦有改善，尿频，舌质黯、苔薄黄腻，脉细滑。因步态不稳，时有手抖，经脑科医院诊为“帕金森病”，予服用盐酸苯海索片（苯海索）治疗。治以补益肝肾，益气养阴。处方：

太子参 12 克	大麦冬 10 克	天花粉 10 克	知母 10 克
玄参 10 克	生地黄 12 克	枸杞子 10 克	川石斛 10 克
佩兰 10 克	泽兰 10 克	生黄芪 15 克	淫羊藿 10 克
山萸肉 10 克	酸枣仁 30 克		

28 剂，常法煎服。

五诊：1999 年 9 月 20 日患者自行间断服用四诊方 1 年余，病情平稳，口干不著，外出已无需携带水杯，饮食正常，夜寐亦可，腿软，步履基本正常，精神良好，面色红润。舌质黯、苔薄黄，脉细。治以补益肝肾，益气养阴，化湿和胃。处方：

太子参 12 克	生黄芪 12 克	大麦冬 10 克	石斛 12 克
生地黄 12 克	天花粉 15 克	枸杞子 12 克	桑寄生 15 克
淫羊藿 10 克	川续断 10 克	白残花 5 克	佩兰 10 克
泽兰 10 克	炒谷芽 10 克	炒麦芽 10 克	

28 剂，常法煎服。

随访时患者一般情况良好，根据身体状况，酌情间断服药以巩固。

【按】本案患者初诊见口中黏滞感、口苦、纳差、舌苔黄腻、脉滑，辨湿热中阻无误，伴疲倦乏力，故兼有气阴两伤，治当清化湿热、益气养阴为主。藿香、佩兰、厚朴化湿，小剂量黄连燥湿，防苦寒伤阴太过，加之泽兰、茯苓利湿，上下分消，则湿邪尽去；太子参益气养阴配合石斛、芦根养阴润燥生津，以治其本；橘皮、枳壳理气和胃；焦楂曲和胃消食；半夏、竹茹和胃降逆以解患者嗳气频作之苦。二诊时患者口黏症状消失，湿热有减，口干亦减，故加葛根鼓舞脾胃清阳之气上升以生津止渴；患者夜寐欠佳，加肉桂合黄连取交泰丸之意以交通心肾。三诊患者口苦症状消失，湿热大减，但舌苔仍有黄腻，当继予化湿和中。患者胃中嘈杂及嗳气已除，故去茯苓、枳壳、橘皮、竹茹、焦楂曲等理气和胃降逆之品；腰酸、膝冷、抬腿无力，此为肝肾下虚、阴损及阳之候，故加麦冬、生地黄、知母、天花粉滋阴润燥以治肝肾阴虚之本，加温而不燥之淫羊藿、川续断补肾阳、强腰膝；夜寐仍差，加酸枣仁养心安神以助眠。四诊时患者黄腻之苔转薄，湿热之邪已祛大半，腿冷、尿频、步态不稳均为肝肾亏虚之象，此时治疗重心当为益气养阴、补益肝肾。予太子参益气养阴，生黄芪补气健脾以增益气之功，麦冬、玄参、生地黄、知母、天花粉、石斛养阴生津润燥，枸杞子、山萸肉平补肝肾，淫羊藿补益肾阳，佩兰、泽兰化湿、利湿，酸枣仁养心安神。全方共奏益气养阴、补益肝肾、阴阳同补之效。五诊时患者长期间断服四诊方，口干不著，夜寐亦可，唯有腿软。舌苔薄黄而不腻，表明湿热已祛，继予益气养阴、补益肝肾法调治，予四诊方去酸枣仁、知母、玄参，加桑寄生、川续断增强补肝肾、强腰膝之力，加白残花、炒谷麦芽消食化湿和胃以供其长久间断巩固服药，防湿热之邪反复。纵观全程，无论是祛湿还是温阳，周老均顾及阴伤之本，选用较为平和之品以防伤阴之弊，用药之考究，值得深思与学习。

【**出处**】2021 年第 10 期《江苏中医药》。

案 3　慢性萎缩性胃炎

邓某某，男，42 岁。2009 年 8 月 6 日初诊。其既往有溃疡出血史，今年 4 月胃痛，查胃镜：糜烂性胃炎，HP：弱阳性；病理：慢性萎缩性胃炎，肠化。刻下：胃痛嘈杂，空腹较甚，得食略安，饮热水疼痛可减，有时泛酸，大便有不消化状。苔薄黄腻，质暗紫，脉细滑。此证属胃弱气滞，湿阻热郁。处方如下：

党参 10 克	炒苍术 6 克	炒白术 10 克	炮姜 4 克
炙甘草 3 克	香附 10 克	高良姜 5 克	川黄连 3 克
吴茱萸 3 克	乌药 10 克	煨木香 6 克	肉桂 3 克（后下）
炒延胡索 10 克	九香虫 5 克		

14 剂，水煎服。

2009 年 8 月 20 日二诊：药后胃痛嘈杂好转，最近饮食失调，有时嗳饱泛酸大便成形，色黄。苔薄黄腻，质暗，前剥脱，脉细滑。处方：上方加藿香、紫苏叶各 10 克，蒲公英 15 克，赤白芍各 10 克，法半夏

10克。14剂。

2009年9月3日三诊：胃痛减而难平，泛酸腹胀，大便有时偏烂。苔薄黄腻，质暗，脉细。处方：8月20日方加制海螵蛸20克，厚朴5克，14剂。

2009年9月17日四诊：胃痛偶发，得食可减，时有吐酸，大便正常。苔薄黄腻，质暗，脉细。继守前法，再服半年后临床症状均消失。

【按】患者素体不足，或劳倦过度，或饮食所伤，或久病脾胃受损均可引起脾胃虚弱，脾阳不足，则寒自内生，胃络失于温养，致虚寒胃痛，空腹较甚，进食后胃脘得以食物温煦，故得食略安，饮热水疼痛可减。胃失和降气机壅滞，也会影响肝的疏泄功能，即“土壅木郁”，则有时泛酸、嗳气、嘈杂。脾胃虚弱，运化失职，水湿停滞，日久郁而化热，结合苔薄黄腻，脉细滑，此证虽未必热象悉具，但已有湿阻热郁，程度尚轻。方以理中汤合良附丸为基础温中散寒，行气止痛，辅以左金丸制酸和胃，乌药、木香、肉桂、延胡索、九香虫行气和胃，温阳止痛。全方通补兼施，补而不腻，通而不泻，善于疏肝行气，即所谓“培土泄木”，胃气舒展，气机畅达，则增强上药镇痛之功。二诊时患者饮食失调，嗳饱泛酸甚，显示湿阻热郁进一步加重，遂方中佐以藿香、紫苏叶行气化湿，蒲公英、赤芍清热燥湿，法半夏燥湿化痰。诸药合用，寒热并调，辛开苦降，出入有序，使湿邪得化，热邪得去，清热而不伤正。三诊时泛酸仍多，遂加海螵蛸以制酸；腹胀，大便有时偏烂，遂加厚朴以燥湿除胀。四诊时患者胃痛泛酸较前缓解，继守前法，服药半年，诸症缓解，盖因中阳得健，运化归常，胃气因和。

【出处】2020年第21期《光明中医》。

案4 白塞病

患者，女，85岁。2019年6月5日初诊。主诉：反复发热5日。其女代诉患者白塞病史17年，激素治疗则血压升至180毫米汞柱以上，长期服用凉血化瘀、养阴清热中药病情尚能控制。述近日劳累，5月31日午后始发热，次日自服头孢克洛胶囊0.25g、每日3次，至今每日发热反复，午后热甚，最高38.5℃，咽部破溃疼痛，夜寐不安，极度疲乏，汗出湿衣，胃纳欠馨，大便干结难解，舌质隐紫、边红、苔中厚腻微黄。西医诊断：白塞病；中医诊断：狐惑病，辨证：阳明热盛、湿热内蕴，兼气阴两虚证；治以清热泻火，分利湿热，益气养阴。处方：

生石膏35克（先煎）	知母15克	大黄6克（后下）	青蒿25克
萆草25克	鸭跖草25克	碧玉散10克（包煎）	淡竹叶15克
漏芦15克	白残花25克	莲子心5克	鬼箭羽25克
雷公藤10克	太子参25克	生地黄12克	北沙参15克
石斛25克	焦神曲15克	橘皮6克	佛手15克

7剂，每日1剂，水煎服，早晚饭后温服。

以上方加减继服21剂，身热起伏不定。

2019年7月12日二诊(代诉)：咽喉、口中破溃疼痛有减，仍每于午后发热，最高38.3℃，稍畏寒，无汗出，头晕，夜寐不安，胃纳不振，大便欠畅，先干后烂，舌质隐紫、偏红、苔中厚腻淡黄。从湿热瘀郁、枢机不利、气阴两虚辨治。处方：

北柴胡15克	黄芩10克	青蒿35克	淡豆豉10克
碧玉散15克（包煎）	萆草25克	漏芦15克	狗舌草15克
人中白15克	白残花25克	莲子心6克	焦栀子10克
雷公藤15克	鬼箭羽25克	酒大黄10克	太子参25克
生地黄12克	玄参15克	石斛25克	橘皮6克
佛手15克			

14剂，煎服法同前。

药后体温降至正常，随诊2个月，未再反复。

【按】本案患者年老，有白塞病史多年，据症分析，既有湿浊内蕴，阳明热盛，火热上炎之症，如发热、咽喉口舌破溃疼痛、大便干结、苔黄腻等，又有极度疲乏、汗出湿衣等久病阴伤气耗之症，病属虚实夹杂，且以邪实为主，治以清热泻火、分利湿热、益气养阴。方用生石膏、知母清热泻火；大黄通腑泄热、釜底抽薪；青蒿、萆草、鸭跖草、碧玉散、淡竹叶、漏芦、雷公藤清热解毒，分利湿热；太子参、生地黄、北沙参、石斛等益气养阴；莲子心、白残花清心泄热化浊；鬼箭羽、酒大黄、人中白、狗舌草凉血化瘀，解毒收疮；焦神曲、陈皮、佛手和胃。药后患者身热起伏不定，午后仍然发热，稍有畏寒，无汗，转从少阳论治，以和解枢机、清疏少阳、湿热瘀郁，取小柴胡汤合蒿芩清胆汤之意，加北柴胡、黄芩、淡豆豉，重用青蒿，再加玄参、焦栀子滋肾清火，旋即身热渐退。治随机转，而获良效。

【出处】2020年第19期《中医杂志》。

段亚亭：重视脾肾，三因制宜

段亚亭，1928 年 3 月生，安徽界首人。少小识药，弱冠从军，悬壶于行伍之间，曾师从著名中医妇科学家“卓半城”卓雨农。临证 70 余载，医德高尚，治学严谨，学验俱丰，擅治内科疑难杂症，对妇科、男科、脾胃病及慢性心衰等病证的治疗均有独到见解。学术上有创见，敢立新：辨证主张以脏腑为中心，以证为重点，治疗采用以攻主证为主，兼顾其受累脏腑的治疗原则，特别擅用多脏腑辨证方法辨治疾病；重视调理脾胃和培补肾的气化功能；用药主张辨证与辨病相结合。所创制的“清胰汤”“更年汤”“除湿汤”，仍被临床所习用。2017 年 6 月，荣膺第三届“国医大师”称号。

案 1　盆腔炎性疾病后遗症

患者某，女 40 岁。2018 年 7 月 4 日初诊。主诉：间断腹部隐痛 1 年余，加重 2 周。患者 1 年前无明显诱因出现腹部疼痛，疼痛呈持续性发作，外院诊断为“盆腔炎症性疾病急性发作”，于社区诊所输液后症状略有缓解，仍有腹痛，后 1 年来时时感觉小腹胀痛，每次多因饮食辛辣而加重，平素经期时经量多而色暗，夹有血块。2 周前因过食辛辣刺激食物后次日腹痛加重，特来就诊。刻下症见：腹部疼痛，双侧少腹为重，呈胀痛及刺痛，痛引腰背，持续作痛。带下增多，色黄味腥，情绪易急，时有口干，纳眠尚可，大便干，小便黄有腥味。舌红苔黄腻根黄厚腻，双脉滑数。西医诊断：盆腔炎性疾病后遗症。中医诊断：腹痛，带下；辨证为湿热瘀结证。治以清热利湿，化瘀止痛；方用当归贝母苦参丸、四妙散合少腹逐瘀汤。方药：

当归 15 克　　浙贝母 15 克　　苦参 10 克　　炒苍术 15 克

黄柏 15 克　川牛膝 15 克　生薏苡仁 50 克　川芎 8 克
延胡索 10 克　赤芍 10 克　白芍 10 克　蒲黄 10 克
小茴香 10 克

3 剂，每日 1 剂，水煎，早中晚 3 次分服。

二诊，2018 年 7 月 18 日：上药服用 1 剂时疼痛减轻 7 分，服 2 剂时疼痛消失，白带减少。服药 3 剂后疼痛消失、白带减少，后因没有再出现疼痛故未复诊及治疗。2 日前再次贪食辛辣后出现腹部疼痛，带下增多、色黄味腥，故来就诊。刻下症见：双侧少腹呈胀痛、抽掣样疼痛，每次疼痛持续数十分钟。带下增多，色黄味腥，纳眠可，大便干，小便黄。舌红苔黄腻根厚，右脉弦数，左脉濡数。西医诊断：盆腔炎性疾病后遗症。中医诊断：腹痛，带下；辨证为湿热瘀阻证。治以利湿清热，化瘀止痛；方用当归贝母苦参丸、当归芍药散、四妙散加味。方药：

当归 15 克　浙贝母 15 克　苦参 10 克　黄柏 15 克
生薏苡仁 60 克　川牛膝 15 克　炒白术 30 克　川芎 10 克
赤芍 15 克　白芍 15 克　小茴香 10 克　土茯苓 30 克
大血藤 15 克　败酱草 20 克

5 剂，煎服法同前。

三诊，2018 年 7 月 24 日：服前药后疼痛消失，唯觉腰部酸胀感明显，于二诊方加狗脊 20 克、炒杜仲 20 克。7 剂，煎服法同前，并嘱清淡饮食。

7 剂药后胀痛感消失，半年后因他病就诊时，患者诉腹部疼痛未再发作。

【按】本例患者盆腔炎性疾病反复发作，系湿邪盘踞盆腔未除。患者平素易急易怒，肝阳偏亢，湿易化热而成湿热。又因患者月经紊乱，瘀血内停，瘀血与湿热胶结，故见每食辛辣，则易引发疾病。段老辨证后予当归贝母苦参丸、四妙散合少腹逐瘀汤加减，共奏清热、利湿、活血之功，故 1 剂知，3 剂痛止。后又因患者饮食不节病情再次复发，诊为湿热瘀阻证，于上诊中调整方药，去苍术、延胡索、蒲黄，重用炒白术利腰脐去水湿，土茯苓、大血藤、败酱草清热利湿解毒，后守方治疗，疼痛消失。

【出处】2022 年第 2 期《中华中医药杂志》。

案2 肠功能紊乱

患者某，男，34岁。2018年8月15日初诊。诉近1周口干、口苦、口臭，晨起明显，时头昏、乏力，犯困嗜睡，大便先干后稀，每天3~4次，便后不爽。舌红苔黄腻，脉弦濡。西医诊断：胃肠功能紊乱。中医诊断：湿阻病；辨证为脾胃湿热证，治宜清热健脾利湿，方用佩兰汤加减，处方：

广藿香10克	佩兰15克	黄芩10克	黄连6克
川木通6克	泽泻10克	车前子15克	栀子10克
茯苓15克	白术30克	蒲公英30克	

5剂，每日1剂，水煎，每日3次，饭后温服。

二诊，2018年8月22日：舌苔由黄转白，由厚转薄，乏力、头昏、口干、口苦症状消失，大便次数减少为每天2次。大便仍稀不成形。治宜健脾祛湿，方用除湿汤，组成：

白术30克	茯苓30克	泽泻15克	薏苡仁30克
陈皮30克	厚朴15克	甘草6克	石菖蒲10克
法半夏10克	车前子15克		

水煎，每日3次，饭后温服。服用5剂后痊愈。

【按】患者起初口干、口苦，舌红，苔黄腻，脾胃湿热证比较明显，故选用佩兰汤。方中藿香、佩兰芳香化湿，茯苓、白术健脾渗湿，黄芩、黄连、栀子、蒲公英清热解毒，木通、泽泻、车前子泻热通利下焦，使湿祛热清，三焦通畅。服用5剂后，舌苔由黄转白，由厚转薄，口干、口苦消失，但大便仍稀不成形，说明脾虚失运，治当健脾祛湿，用祛湿汤。方中白术、陈皮燥湿健脾，茯苓、薏苡仁健脾渗湿，石菖蒲芳香化浊祛湿，法半夏、厚朴祛湿降气和胃，泽泻、车前子利湿祛浊。

【出处】2020年第11期《中华中医药杂志》。

姚希贤：见肝之病，知肝传脾

姚希贤，1929 年 6 月生，河北省衡水人。主任医师，教授，硕士生导师，博士生导师。长期从事慢性肝病、慢性胃病的临床和科研工作。姚师自幼家传中医，从事中西医结合 40 余载，致力于消化病研究，尤其在肝病方面富有盛誉，以慢性胃肠病、慢性肝病及消化系急症为主研方向。2017 年被人社部、国家卫生健康委、中医药管理局授予首届“全国名中医”。2022 年 7 月，荣膺第四届“国医大师”称号。

案 1　酒精性肝硬化

患者某，男，时年 29 岁，主因“腹部胀满 1 年，身目黄染 3 个月”于 2017 年 7 月 17 日住院治疗。既往酗酒病史 1 年，曾于外院诊断为“酒精性肝硬化”，病毒性肝炎相关检查阴性。刻下症见：腹部胀满，右胁肋疼痛，情绪抑郁，身目黄染，面色晦暗，倦怠乏力，恶心无呕吐，纳差，尿黄如浓茶色，便溏色淡黄。舌质暗红，苔白腻，脉弦细滑。上腹部 CT：肝脏体积缩小，肝硬化；巨脾；胆囊结石；腹水。结合患者舌脉，辨证为肝郁化火、脾虚湿热型黄疸，以清肝解郁，健脾利湿退黄为治疗大法。处方：

丹参 25 克	生黄芪 30 克	牡丹皮 9 克	赤芍 40 克
三七粉 6 克（冲服）	生地黄 25 克	麸炒白术 8 克	茯苓 12 克
水红花子 9 克	茵陈 20 克	炒栀子 6 克	生大黄 6 克
泽泻 18 克	盐车前子 30 克（包煎）	猪苓 9 克	豆蔻 8 克（后下）

7 剂，水煎服，每日 1 剂，早晚分服。

患者服药 7 天后身目黄染较前好转，腹胀满、乏力好转，小便量增多，双下肢色素沉着较前减轻，舌暗红，苔薄白，脉弦细滑。根据患者舌苔脉象变化，原方加炒苍术9克以健脾燥湿，藿香9克理气化湿，继续服药2周。出院后1个月随访患者，病情稳定。

【按】患者平素情绪抑郁，易致肝气郁结，且因嗜酒过度(酒疸)损伤中土，日久导致湿热内生，湿热交蒸肝胆，胆汁不循常道，泛溢肌肤则身目黄染。湿热内蕴肝胆，阻滞气血，气滞血瘀，经络不通则右胁肋疼痛。湿热困阻中焦则胸闷脘痞，纳差、腹胀。肝脾两脏相互影响，形成气滞湿阻，隧道壅塞则气、血、水互结于腹中。方用茵陈五苓散加减以清肝解郁，健脾利湿退黄。方中茵陈、栀子、大黄清热解毒，利湿退黄；茯苓、猪苓、泽泻、车前子淡渗利湿，通利小便；黄芪、白术益气健脾化湿，防药物苦寒败胃；豆蔻芳香化浊，醒脾开胃，宣畅气机以助化湿退黄；丹参、赤芍、水红花子、牡丹皮、三七粉凉血活血，软肝散结。

【出处】2019年第8期《中华中医药杂志》。

案2　胆汁淤积性肝病

患者某，男，时年55岁。2017年6月9日初诊。诉因身黄、尿黄10天，加重7天入院。入院主症：周身皮肤黄染、瘙痒，目睛黄染，色黄鲜明，疲乏无力，口干口苦，脾气急躁易怒，心烦，右胁肋憋胀不适，无恶寒发热，腹胀纳差，夜寐可能止血活血也能补益气血，小便浓茶色，大便日1～2次，大便色淡黄，舌质红，苔黄腻，脉弦滑。查体：体温36.7℃，血压125/80毫米汞柱、心率85次/分，呼吸20次/分。周身皮肤及巩膜黄染，未见肝掌及蜘蛛痣，无皮下出血点。心肺查体(-)。腹平坦，柔软，肝肋下2指可触及、质软，脾肋缘下1指可触及、质软，肝区叩痛，移动性浊音弱阳性，肠鸣音正常存在。肝胆胰脾彩超：胆囊壁增厚水肿；胆囊内沉积物；脾大。上腹部CT示：考虑肝内多发囊肿；肝周积液；胆囊炎，胆囊结石；脾大。肝病筛查、自身免疫性肝病及EB病毒相关抗体阴性。尿液分析：尿胆红素(+++)，尿胆原(-)。诊断：(肝胆湿热阳黄型)黄疸(西医怀疑为肝功能异常药物性肝损伤、急性病毒性肝炎病原学待查、胆汁淤积性肝病、胆囊结石证）。辨证为肝胆湿热型黄疸。方药以清利肝胆湿热为大法，予茵陈蒿汤加减。处方：

丹参 25 克	黄芪 20 克	赤芍 40 克	西红花 1 克
牡丹皮 9 克	醋香附 9 克	厚朴 9 克	麸炒白术 8 克
茯苓 12 克	泽泻 18 克	水红花子 8 克	炒鸡内金 8 克
茵陈 30 克	生大黄 6 克		

每日 1 剂，水煎取汁 300 毫升，早晚温服。

服药 5 天后患者周身皮肤黄染好转，皮肤瘙痒减轻，口干口苦减轻，纳食转佳，腹胀满减轻，小便深黄色，大便偏稀，每日 2～3 次，色淡黄，舌质红，苔薄黄腻，脉弦滑，根据患者舌脉症调整中药处方，原方生大黄减量至 3 克，加川楝子 9 克、郁金 9 克行气疏肝解郁，加栀子 6 克清利三焦湿热，继续服药 7 天。患者周身皮肤黄疸及瘙痒好转，巩膜黄染减轻，仍诉疲乏无力，口苦，大便黏腻不爽，调整中药处方，原方去大黄，丹参加量至 30 克，黄芪加量至 30 克，加当药 15 克、桂枝 9 克。服药 7 天后，患者诸症好转出院，随访半年患者肝功能正常，无黄疸及皮肤瘙痒。

【按】患者术后体虚，外感湿热毒邪，湿热内蕴，熏蒸肝胆，胆汁不循常道，泛溢肌肤则发为黄疸。治疗当以清利肝胆湿热为大法，方以茵陈蒿汤加减，方中茵陈、大黄、泽泻清热利湿、通腑化浊；茯苓、白术、黄芪健脾化湿；丹参、赤芍、西红花、水红花子、牡丹皮凉血活血，通络散结；厚朴、香附疏肝行气；鸡内金健脾和胃。二诊加川楝子、郁金行气疏肝解郁，栀子清利三焦湿热。三诊时患者皮肤黄染及瘙痒改善，黄芪加量以扶正祛邪，丹参加量以活血通络，祛瘀生新，加当药清利肝胆湿热，佐以桂枝温阳化湿。

【出处】2019 年第 8 期《中华中医药杂志》。

段富津：分利湿热，兼以解毒

段富津，1930 年 12 月生，黑龙江省肇东市人。教授，博士生导师，博士后指导教师，国家重点学科方剂学学科奠基人。从事临床、教学与科研工作 60 余年，在治疗各种疑难杂症及慢性病方面积累了丰富的经验。他多年致力于方剂学科研及教学，首创“药力判定公式”，解决了方剂配伍理论中许多有争议的问题，为中医药事业发展作出卓越贡献，被誉为“一代方宗”。并将个人对方剂学基本理论的独特理解运用到临床及教学中，收到了良好的效果，同时也培养了大批优秀的中医人才。2014 年 10 月，荣膺第二届“国医大师”称号。

案 1　发热

吕某，女，39 岁。2018 年 4 月 17 日初诊。初诊：发热 10 余日，体温徘徊于 39～40℃，服退烧药后 3～4 时内体温正常，过后仍发热，自觉目、鼻、口热烫，于黑龙江中医药大学附属第一医院予 2 日激素治疗后热退，停后复发热。伴恶寒，口渴咽干、咽痛，颈项僵痛，下肢酸重，大便溏。舌红苔黄略厚，脉滑略数。西医检查：抗 O：549 国际单位/毫升；超敏 C 反应蛋白：41.10 毫克/升；淋巴细胞百分率：16.50%；中性粒细胞百分率：77.60%；血沉：51.00 毫米/时。处方：

杏仁 15 克	半夏 15 克	生薏苡仁 30 克	滑石 30 克
白豆蔻 10 克	通草 10 克	竹叶 15 克	蚕沙 15 克
姜黄 15 克	黄芩 15 克	连翘 20 克	甘草 10 克
生栀子 15 克			

水煎服。服药 4 天后体温恢复正常，7 天后诸症皆消。

【按】本例患者为湿热交蒸，充斥内外，蕴而化毒所致。湿邪郁于肌表，腠理滞涩，卫阳被遏，故发热；湿为阴邪，最易伤人阳气，故恶寒；湿性黏滞，胶着难解，而见发热缠绵难愈；太阴脾虚，运化水液受阻，津液不得上承，则咽干口渴；湿性黏滞，阻滞头项经络，此处津液不得输布，则头项僵痛；湿邪性属阴，有趋下之势，《素问·太阴阳明论篇》中曰："伤于湿者，下先受之"，故下肢酸重；脾胃湿邪下注大肠，见大便溏泄；患者高热十余日而难退，且目、鼻、口热烫，咽痛，盖湿热相蒸，蕴而化毒，毒邪上壅所致。舌红苔黄略厚，脉滑略数等皆为湿热之象。治宜清热解毒，利湿通络，方以《温病条辨》之三仁汤加减。方中滑石清热利湿，又兼解表之功，《本草纲目》中言其："上能利毛窍之腠，下能利精溺之窍。……故滑石上能发表，下利水道"，在表之湿热可发，在里之湿热可利，为君药。杏仁降中兼宣，宣利上焦之肺气；白蔻仁芳香化湿，调畅中焦之脾气；薏苡仁健脾利湿，导湿热由下焦而去，三仁合用，宣上、畅中、渗下并行。湿热蕴蒸，兼夹毒邪，故以连翘清热解毒，并能疏散风热；生栀子、黄芩清热燥湿，泻火解毒，与三仁共为臣药。佐以通草、竹叶甘淡渗利，助君药利湿以清热；半夏、蚕沙和胃化湿；姜黄活血行气，通络止痛，与蚕沙合用，可解颈项僵痛。甘草调和诸药，为使药。诸药合用，共奏清热解毒，利湿通络之功。辨证恰对病机，效如桴鼓。

【出处】2020 年第 4 期《辽宁中医杂志》。

案 2　前列腺炎

患者，男，45 岁。2009 年 3 月 26 日初诊。患前列腺炎 5 年余，伴有尿频、尿急、尿痛，阳痿早泄，腰酸发凉、疼痛，大便溏，口渴严重，饮水后缓解，口干，舌暗红苔黄厚，脉滑略数。处方：

苍术 15 克	黄柏 15 克	生薏米 30 克	生地 15 克
杜仲 15 克	车前子 15 克	瞿麦 20 克	葛根 15 克
甘草 15 克	木瓜 15 克	竹叶 15 克	

7 剂。

二诊：好转，口渴大减，舌苔转白，上方加茯苓 20 克、怀牛膝 20

克、砂仁 10 克。

三诊：舌微红，苔薄黄，上方加知母 15 克、牡丹皮 15 克，去葛根。

四诊：明显好转，上方 7 剂。

五诊：痊愈。

【按】心为君主之官，与小肠相表里。小肠乃受盛之官，心火敷布于小肠，小肠受盛化物，泌别清浊，则水谷精微、水液和糟粕各行其道，膀胱气化有权，小便通利。《本草述钩元》中曰："阳得阴以行其化，小肠因为心主行其气化者也。"若七情郁结，五志化火，或过食辛热之物，致心火旺盛，下移小肠，热邪煎熬，小肠不能泌别清浊，湿浊内生，则见尿频、尿急、尿痛；心火旺盛则口渴严重。病久伤气，久病及肾，则阳痿早泄、腰酸痛发凉。《医宗金鉴·删补名医方论》中云："然所见口舌生疮，小便赤黄，茎中作痛，热淋下利等症，皆心火移于小肠之证。"治以清心泻火、利湿通淋。方选导赤散和四妙丸加减。生地滋肾凉心，竹叶甘寒，淡渗利窍，生甘草通淋止痛，并能调和诸药。黄柏苦寒，清热燥湿，善祛下焦之湿热，湿虽在下焦但和脾湿有关，因此配伍苍术燥湿健脾，一方面祛已成之湿，一方面杜湿之源。《药性赋》中曰："薏苡仁补脾利水湿"，杜仲补肾强筋骨，车前子甘寒，清心泻火，利水通淋；瞿麦清热祛湿，利水通淋；葛根乃升阳止泻之佳品；木瓜和胃化湿、生津止泻。二诊口渴大减，舌苔转白，说明热邪已去大半，加茯苓利湿邪；怀牛膝增强补肝肾之力；砂仁化湿行气，止泻。三诊：火大加知母、牡丹皮以清热心火。四诊、五诊终获痊愈。

【出处】2017 年第 9 期《世界中西医结合杂志》。

案 3　痛风性关节炎

患者，男，56 岁。2015 年 6 月 15 日初诊。患者自述右足部跖趾关节疼痛，红肿 2 日，入夜尤甚。症见 2 日来患者右足部跖趾关节疼痛，入夜尤甚，夜半突发不可屈伸，未系统治疗，仅口服止痛药控制病情，症状未见明显控制。伴颈项强直，右足跖趾关节局部皮肤红肿，皮温升高，口干、口渴、口臭，夜眠欠佳，纳可，小便黄，大便干。舌质红，苔黄厚腻，脉弦数而有力。理化检查：血尿酸620微摩/升。右足X线片可见跖趾关节处痛风石形成。西医诊断：痛风性关节炎。中医诊断：热痹，湿热痹阻。治宜清热利湿，以四妙丸加减。处方：

苍术15克	黄柏15克	牛膝10克	生薏苡仁30克
汉防己15克	泽泻20克	姜黄15克	知母20克
当归10克	萆薢15克	葛根15克	牡丹皮15克
蚕沙15克	延胡索20克	甘草15克	

4剂，水煎服，1日半1剂。

2015年6月22日二诊：服药后患者右足跖趾关节疼痛、局部肿胀明显改善，但自觉两足酸软无力，口干口渴症状减轻，颈项强直症状基本缓解，纳食稍有不佳，大便仍略干。舌质红，苔淡，脉滑微数。上方去汉防己、泽泻，加木瓜15克。6剂。

服药后症状明显改善，嘱患者改变饮食习惯，继续服药10剂后停药。

【按】患者中年男性，形体略肥胖，平素喜食肥甘厚味，嗜酒。长期饮食不节，损伤后天之本脾胃，后天损及先天，导致脾肾亏虚，加之湿热久稽，流注于四肢关节而发病。热为阳邪，阳盛则热，故可见口干口渴，口臭，小便黄，大便干，舌红苔黄；湿为阴邪，重浊黏腻，湿盛则肿；湿热交阻于关节、经络则见关节红肿、灼热；湿热阻滞经络，不通则痛，可见关节疼痛难忍。患者急性起病，发病见右足跖趾关节红肿热痛，不可屈伸，伴见颈项强直，口干、口渴、口臭，小便黄，大便干，同时结合舌红苔黄腻的舌脉表现，不难诊断为热痹，辨证为湿热痹阻，治疗当以清热利湿为主，故给予四妙丸加减，宜清利下焦湿热。方中黄柏苦寒，清热燥湿；苍术辛温，加强燥湿之力；牛膝养血活血；生薏苡仁增强化湿之力。汉防己助四妙丸清利下焦湿热，《本草求真》中有“防已辛苦大寒，性险而健，善走下行，长于除湿通窍利道，能泄下焦血分湿热”的记载。萆薢清热利湿，通络止痛。姜黄活血化瘀，其《药性赋》中言姜黄“能下气破恶血之积”，指出姜黄味辛苦寒，既入血分活血，又入气分散滞气，有很强的活血祛瘀功效，与牛膝配伍入下焦行血化滞。泽泻渗湿化浊。知母、牡丹皮清热，同时牡丹皮活血祛瘀。

因湿热之邪最易损伤脾胃阳气，故蚕沙化湿和中，同时又可祛风湿止痹痛。蚕沙又名蚕矢，始载于《名医别录》。当归养血活血，取“治风先治血，血行风自灭”之意。加入葛根是因患者出现颈项强直的症状，同时葛根尚可助脾胃之清阳上升。延胡索增加止痛效果。甘草调和诸药。二诊因患者症状明显减轻，故去汉防己、泽泻以防伤及胃阴。因患者纳差，故加入木瓜以增强化湿和胃的力量，同时可以舒筋活络、止痛。

【出处】2017 年第 9 期《风湿病与关节炎》。

案 4　眩晕

黄某某，女，47 岁。近 2 个月常头晕目眩，食入易呕，胸闷，每因情绪不畅而病著，神疲乏力，双下肢浮肿，苔白略厚而腻，脉沉弦无力。处方：

黄芪 30 克	茯苓 30 克	焦白术 15 克	泽泻 20 克
半夏 15 克	陈皮 15 克	羌活 15 克	防风 15 克
天麻 15 克	柴胡 15 克	厚朴 15 克	炙甘草 10 克

水煎服。

【按】此案为湿邪偏盛，湿阻清阳而眩晕，湿邪下注则浮肿，所以方中重用茯苓、泽泻二药利水渗湿。加厚朴既能行气又可化湿，使气化则湿化。佐以天麻化痰熄风以止眩晕。因此患气虚不著，又恐补气碍湿，所以不用人参。如果气虚重者，仍可应用人参，即虚则宜补，虽补而不碍气助湿，如果气虚轻者，过补则有壅滞之虑，所以在当补不当补、补多补少的问题上，需要仔细斟酌推敲。

【出处】2008 年第 4 期《中医药信息》。

李济仁：病证结合，培补肾本

李济仁，1931—2021年，安徽歙县人。主任医师、教授、博士后合作导师。“新安医学”研究领域的奠基人之一，校注整理新安医著，对新安医家学术思想与诊疗经验的传承与创新起到重要示范作用。执着于中医事业的行业发展，打破传统“家族传承不外传”的陈规，广泛培养中医人才，将祖传秘方献给国家，用心践行对祖国中医事业的守护与传承。2009年7月，被评为首届“国医大师”。

案1　乳糜尿

袁某，女，23岁。1980年7月15日初诊：半年多来，小便浑浊如米泔水，解之如油，泻下如膏，尿时常觉有异物堵塞尿道感，努力解后则见乳白色黏液块状物渗出，病情每因过劳或过食油腻物而加重，伴见精神困倦，腰酸膝软，纳谷寡味。曾经上海某医院诊为乳糜尿，中、西医治疗3月余无效。近日又增小便频急、尿道灼热疼痛、少腹拘急不适等症。脉弦数，舌质略红，苔黄腻。诊断：膏淋（脾肾亏虚、下焦蕴热型）。治法：益肾健脾，清利湿热。处方：

山药30克　砂仁3克（后下）　泽泻18克　炒熟地18克

炒杜仲15克　石莲子15克　车前子15克　萸肉15克

苦参15克　萆薢10克　石菖蒲10克　益智仁10克

服用10剂后，小便清澈，无黏液状物阻塞尿道感，腰酸膝软症减。尿道涩痛、小便频迫之感若失。再予原方继服5剂，诸恙悉平，实验室检查均正常。随访至今已5年，病情稳定，未见反复。

【按】本案淋、浊并见，但尿浊为本、尿淋为标。见症有腰酸膝软，过劳病情加重，是乃肾虚不足所致；纳谷寡味，或多食油腻则增病情，此系脾虚不健所致。因标证不急，且治疗本证需利湿泻浊，有利于标证的解除，故标本同治。治本则以益肾健脾为法，治标则以清利湿热为法。肾盛则精固，脾健则湿化。方中地黄、杜仲、益智仁、山药、石莲子、萸肉益肾健脾；益智仁、山萸肉、石莲子兼有固涩肾精作用；泽泻、车前子、萆薢、苦参清热利湿泻浊；菖蒲开通尿窍。全方补泻兼施，标本同治，故能取速效也。

【出处】2004 年 6 月《中国百年百名中医临床家丛书·李济仁》。

案 2　乳糜尿

林某，男，37 岁，工人。1985 年 8 月 13 日初诊：小便淋浊如膏伴腰酸已半载有余，食油荤明显加重，多方治疗罔效。患者形体消瘦，面色少华。舌质光红，苔黄微腻，脉虚弱。血检丝虫(-)，尿检乳糜试验(+)。诊断：尿浊(肾虚湿热型)。治法：益肾清利，扶正祛邪。处方：

山萸肉 15 克　山药 20 克　熟地 12 克　苦参 12 克
萆薢 12 克　石菖蒲 10 克　益智仁 12 克　乌药 12 克
生薏苡仁 12 克

7 剂。

二诊：进药 7 剂，尿色转清，查尿乳糜试验(±)，诸症悉减，原方出入再进。

处方：

山萸肉 15 克　山药 15 克　熟地 12 克　萆薢 10 克
苦参 10 克　益智仁 12 克　党参 15 克　生薏苡仁 12 克
怀牛膝 12 克

另加六味地黄丸口服，每次 6 克，每日 3 次，进服 1 个月而痊愈，乳糜试验(-)。

【按】此例尿浊，西医诊断为乳糜尿，证属虚实夹杂。然肾之气阴双虚为病之本，而炎夏所罹患之湿热为病之标，肾气虚未有脾气不亏者，且湿热又最易伤困脾阳。故在用熟地、萸肉补肾的同时，还取山药、益智仁健脾升清，复佐萆薢、石菖蒲、生薏苡仁清利下焦湿热。尤妙在取用一味苦寒沉降，既能清热燥湿又能杀虫收敛之苦参，作治尿浊之君药，使全方补泻同行，涩清并举，共奏奇功。

【出处】2004 年 6 月《中国百年百名中医临床家丛书·李济仁》。

郭子光：三因鼎立，六经辨证

郭子光，1932—2015 年，重庆市荣昌区人。教授，中医康复学科开创者。在临床上力主“病证结合”诊疗，归纳出“病证结合”论治的 4 种形式，包括分型论治、分期论治、方证相对论治、以基础方加减论治 4 个方面。在继承前人的基础上，提出了六经方证为“病理反应层次”学说；提出的“三因鼎立”学说，被认为是对中医病因发病学的经典概括；提出了创立“六经辨证新体系”作为发展伤寒学说的远景目标。他始终致力于中医发展战略研究，在全国率先开掘中医康复学科领域，提出创立“现代中医康复学”的框架构想。2009 年 7 月，荣获全国首届“国医大师”称号。

案 1　盆腔积液

刘某，女，31 岁。2013 年 4 月 24 日门诊初诊。主诉：带下稠多，小腹痛甚 1 个月余。病史：1 个月来小腹经常痛，且逐渐加重，带下增多，于 4 月 16 日阴道彩超检查显示：“盆腔内探及液性暗区，最大深度约 2.1 厘米”。服了西药抗炎治疗无效而来求治。现症：自诉带下较多，呈黄色稠黏，腰酸痛，小腹胀痛，口中和，二便调，睡眠尚可。察其形体中等、健壮。情绪闷闷不乐，舌质红润，舌苔薄黄，脉弦滑。辨治：厥阴湿热郁滞，枢机不利，血瘀水停。治以清热利水，畅利枢机。丹柏四逆散加味，处方：

柴胡 15 克	枳壳 15 克	白芍 20 克	炙甘草 3 克
牡丹皮 15 克	黄柏 20 克	金银花 30 克	白花蛇舌草 30 克
薏苡仁 30 克	茯苓 20 克	泽泻 15 克	

10 剂，每日 1 剂。

2013年5月12日二诊：上方10剂服毕，自觉带下减少，小腹痛明显减轻，效不更方，上方加桂枝10克化气行水，路路通10克，加强利水活血通络。服7剂。其后复诊2次，症状继续改善，均以原5月12日方略作加减。患者又服药17剂后于同年6月4日去原医院做阴道检查彩超检查，报告："盆腔未见积液"。

【按】凡是体内有积液，皆是开合失序，导致津液升降出入异常，治疗皆要通利，调节开合，而四逆散是一个疏泄郁遏之气机的疏转之方，使开合有序以恢复下焦水液正常的升降出入。而水湿郁久化热，故加丹、柏、银、草、泽泻清热除湿利水。凡有形之水液停聚，不论停聚于何处，均需配合利水从小便出，包括盆腔积水、输卵管积水、肾积水、腹水、胸水、心包积液、脑脊液等，故加茯苓、泽泻。之所以选择丹柏四逆散，就是以气为抓手，因势利导，配利水之茯苓、泽泻为水饮阴质寻一条出路。此外还应该注意到瘀血、痰饮等虽为阴质，但久郁必会化热，加丹、柏、银、草是针对郁热而设。总之痰饮、瘀血等有形之结形成后，都需要理气，而气的疏理必须是升降并用，或以升为主，或以降为主，以恢复脏腑的正常气机为度。"帅"者，统帅、主导也，气为一切阴质之帅，即气对血液、津液以及血液、津液代谢障碍形成的病理产物痰浊、瘀血、水饮等都有统帅、管理之能，从"气"入手辨证论治为临床这类疾病的诊疗又提供了一个新的思路。

【出处】2016年第3期《成都中医药大学学报》。

案2　病毒性心肌炎

王某某，女，15岁，1984年7月15日诊。感冒1月，低热不解，渐致心悸、气短、浮肿，诊为"病毒性心肌炎、心衰"。并见心烦易怒，眩晕、口苦、咽干，时而恶心欲呕，胸闷腹胀，腹泻清稀，小便短少。察其面色白，颜面及四肢浮肿，神清息短。舌苔深黄厚滑腻，舌质微红，脉急促甚，歇止频繁，细弱无力而濡，六部皆然。辨为少阳三焦湿热壅滞，心脾虚极，有大气欲脱之势。首先治以清热除湿，疏利少阳三焦，兼益气以固护心脾。处方：

柴胡 10 克	黄芩 10 克	法半夏 10 克	生姜 10 克
人参 10 克	炙甘草 10 克	大枣 5 枚	茵陈 15 克
郁金 10 克	白蔻 10 克	厚朴 10 克	茯苓 12 克

6 剂，而小便逐日增多，诸症渐缓，深黄厚腻苔渐消，脉略数偶有歇止。乃余邪未尽，心脾气虚未复，原方去郁金、厚朴、茵陈以免过用耗气，加茯苓、白术。共服 30 余剂，面有华色，情绪乐观，脉律已平，以香砂六君子全方作散剂常服，嘱其仍需静养，勿劳累，慎风寒。1 年后随访，已复学，体育及格。

【按】素体正气不足，复感温热邪毒是本病的主要病因，进而使心之气血虚损与肺脾肾机能失调为病之本，热毒、痰湿、瘀血为病之标。病机复杂，故郭老认为这种正虚邪实最难处置，主张在辨证无误基础上，扶正祛邪，寒温结合治疗。根据病情急缓分期不同而扶正祛邪当各有侧重。总以控制症状，防治心衰及其他后遗症，改善体质为目标。

【出处】2006 年第 6 期《四川中医》。

邹燕勤：补肾泄浊，清热利湿

邹燕勤，女，1933年4月生。主任医师、教授、博士生导师。师承其父邹云翔教授学术精髓，不断创新发展，成为当代中医肾病的领军人物之一和邹氏中医肾病的代表性人物。创立并倡导“保肾气”为核心的治肾学术思想体系，立足维护肾气，辨证精准，治法和缓，用药轻灵，疗效卓著。她继承不泥古，20世纪80年代初创造性地运用信息技术继承和应用名老中医经验，研制成邹云翔教授肾炎、肾系疾病诊疗及教学经验应用软件，首次提出慢性肾炎、慢性肾衰2个辨证分型标准，成为行业统一标准并沿用至今。2017年6月，荣膺第三届“国医大师”称号。

案1　糖尿病肾病

李某，男，66岁。初诊：2020年11月4日。患者有2型糖尿病病史15年，2020年10月18日因“尿沫增多1个月”，于外院住院，发现尿蛋白(+++)，隐血(+++)，血肌酐80.4微摩/升，糖化血红蛋白6.7%，行肾穿刺活检病理为弥漫性糖尿病肾病。目前，胰岛素控制血糖，血糖控制尚可。否认高血压病史。刻诊：腰酸不适，尿沫较多，双下肢无水肿。舌淡，苔根黄腻，脉弦。西医诊断：糖尿病肾病。中医辨证为气阴两虚，湿热内蕴。治宜益肾健脾、益气养阴、清热利湿。处方：

黄芪20克	白术10克	茯苓30克	茯神30克
僵蚕20克	牛蒡子15克	蝉蜕6克	黄蜀葵花15克
石韦15克	猫爪草10克	全蝎4克	地龙10克
水蛭3克	白茅根30克	仙鹤草30克	荠菜花20克

槐花15克	丹参20克	川芎10克	赤芍15克
当归15克	芦根10克	车前草15克	蒲公英15克
萹蓄15克	桑叶30克	鬼箭羽20克	桃仁10克
黑大豆衣30克			

水煎服，每日1剂，分2次服用。

二诊：2020年12月10日。服药后尿沫较前减少，腰酸减轻，夜尿2～3次。舌淡苔黄，脉弦。复查尿蛋白(++)，隐血(+++)，糖化血红蛋白5.8%。邹教授考虑患者目前病情平稳，治以加强清利之法，原方加玉米须30克利水渗湿，兼能健脾，给邪出路；全蝎加量至6克巩固通经和络之功效，进一步减少蛋白尿。其后随证加减继续治疗2个月，蛋白尿控制在(+～++)，肾功能稳定。

【按】患者以腰酸乏力、蛋白尿为主。本病病程日久，发展为糖尿病肾病(nephropathy，DN)，气阴两虚，湿热内蕴，治宜益气养阴，清热利湿。方中重用黄芪，补益肾元，维护肾气，配伍白术、茯苓益肾实脾，以资先天；石韦、猫爪草、白茅根、玉米须清热利湿，使邪有出路；病程日久，但瘀血症状并不明显，用丹参、赤芍、桃仁、当归化瘀和络，同时配伍川芎行气兼活血。同时，邹教授将辨证与辨病相结合，患者糖尿病病史15年，选用鬼箭羽、桑叶等控制血糖；蛋白尿较多，常用黄蜀葵花、僵蚕、牛蒡子等清利化湿、降蛋白尿，后蛋白尿有所减少，加大全蝎、地龙等虫类药的剂量通经活络，以增强药效，巩固疗效。

【出处】2022年第4期《湖南中医药大学学报》。

案2　肾病综合征

王某，男，24岁，职员。因“腰痛半年余”于2014年10月23日初诊。近半年余患者腰痛，伴尿沫增多，查尿常规：蛋白2+～3+，尿蛋白定量6.58～9.6克/24时，血浆白蛋白29.1克/升，肾功能血肌酐正常。查B超、腹部CT提示：“左侧肾静脉血栓”，未行肾活检。有高血压，拒服降压药物。平素抽烟，有高血压家族史。予强的松、低分子肝素、利伐沙班等治疗，经复查，左侧肾静脉血栓未除，尿蛋白未减。患者拒服西药，来邹师处就求治。就诊时：腰痛不著，纳可，寐一般，溲有泡沫，大便日行1次，不觉头昏，舌根及舌中部苔黄腻，舌边及舌尖红，脉细，血压130/90毫米汞柱。属气阴两虚，湿热瘀滞。补气健脾化湿，养阴活血渗利法进治。处方：

太子参15克	生黄芪30克	炒白术10克	藿佩10克
生薏苡仁30克	茯苓30克	生地10克	川石斛20克
制僵蚕15克	牛蒡子15克	蝉衣6克	全蝎4克
地龙10克	水蛭4克	青风藤20克	黄蜀葵花20克
石韦20克	双钩藤15克	明天麻10克	石决明30克
夏枯草15克	桃仁10克	红花10克	丹参20克
川芎10克	玉米须30克	小红枣10克	生甘草6克

服药治疗3月余，患者无明显不适，黄腻苔减退，但尿蛋白定量获效少进。分析患者因无不适症状，平素饮食不禁，亦无特殊休息，故嘱其注意休息，节制饮食。后患者血压渐趋稳定，方中逐步增加生黄芪用量至50克，并加入地鳖虫3~6克、三棱10克、莪术10克。经邹师治疗1年，患者的尿蛋白从最初的9.6克/24小时，下降至1.76克/24小时。患者继续坚持治疗，至2015年底24小时尿蛋白维持在1克左右，血压正常，无明显不适。

【按】本案患者为肾病综合征，邹师辨其属于肝脾肾气阴两虚，湿热瘀滞证。患者舌苔黄腻，尤以舌根处黄腻苔难去，是为湿热之象，尤阻于下焦肾络。尿检提示大量蛋白尿，经久难除，亦与湿热之邪缠绵难已相关。气阴两虚，经络气血运行不畅，加之湿热胶着，妨碍血行，故瘀血阻滞。治疗原则：一方面益肾健脾平肝、补气养阴以固本，另一方面清热利湿、活血通络以治标。方中除运用丹参、川芎等活血和络的药物，还选用桃仁、红花等活血化瘀之品，三棱、莪术等破血逐瘀之属，以及制僵蚕、蝉衣、全蝎、地龙、水蛭、地鳖虫等虫类药物，更遣青风藤以祛风除湿通络解毒。破血祛风通络的药物易伤正气，故多配伍枸杞子、白芍等柔肝养肝之品，以及小红枣、生甘草等解毒、调和之药。

【出处】2018年第12期《四川中医》。

案3　过敏性紫癜肾炎

患者，女，14岁，2017年7月6日初诊。主诉：过敏性紫癜性肾炎3年。2016年10月29日肾活组织检查示：肾小球系膜增生性病变，肾小管间质急性病变轻度(5%)，慢性病变轻度(5%)肾炎。尿常规示：蛋白(+)。刻下：满月脸，皮疹未作，但自觉疲劳、乏力，胃脘时有酸痛感，右下肢麻木，纳寐可，大便成形、每日2~3次，舌质淡、苔薄黄，脉细。考虑其久病脾肾两虚，湿热瘀毒内阻，治拟健脾清热、化瘀解毒之法。处方：

黄芪40克	麸炒白术10克	薏苡仁30克	茯苓30克
茯神30克	牡丹皮15克	赤芍15克	麸炒僵蚕20克
炒牛蒡子15克	蝉蜕6克	黄蜀葵花30克	石韦20克
猫爪草10克	全蝎4克	水蛭4克	制地龙10克
鸭跖草20克	水牛角15g(先煎)	炒枳壳10克	佛手10克
白花蛇舌草30克	车前草30克	小红枣10克	甘草5克

21剂，每日1剂，水煎服。

二诊：2017年7月27日。胃脘不适好转，右下肢麻木感好转，小便正常，大便不成形、日行4次，舌质淡、苔黄，脉细。查尿微量白蛋白0.71克/升；血生化示：甘油三酯(TG)2.91毫摩/升，低密度脂蛋白胆固醇(LDL-C)2.45毫摩/升，血清肌酐(SCR)27微摩/升。尿常规：隐血(+)，蛋白(-)。上方加枸杞子30克、制黄精15克。

30剂，每日1剂，水煎服。

三诊：2017年9月7日。自诉腰酸腰痛，久坐后明显，胃脘酸痛较前好转，纳可，寐安，小便调，大便每日1次，舌质淡、苔薄黄，脉细。尿常规：隐血(+)，白细胞(+)，蛋白(+)。处方：

续断10克	槲寄生10克	女贞子20克	墨旱莲20克
蒲公英20克	紫花地丁20克	瞿麦20克	麸炒椿皮20克
白英20克	白花蛇舌草30克	炒僵蚕20克	黄蜀葵花30克
石韦30克	车前草20克	萹蓄20克	炒牛蒡子15克

30 剂，每日 1 剂，水煎服。

四诊：2017 年 10 月 11 日。自诉腰酸腰痛，久坐后明显，经行腹痛，精神好，纳可，夜寐安，无夜尿，大便成形，舌苔黄，脉细。尿常规示隐血、蛋白均已转阴，尿微量白蛋白 0.25 克/升。三诊方加炒僵蚕 20 克、炒牛蒡子 15 克、猫爪草 10 克、牡丹皮 15 克、赤芍 15 克。30 剂，每日 1 剂，水煎服。

五诊：2017 年 11 月 15 日。近 4 日来感冒，咽红，咽痛，无痰，鼻塞，流清涕。胃脘疼痛时作，纳可，无口干口苦，时有下肢麻木感。夜寐安，无夜尿，大便成形，痛经，血块多，舌苔黄，脉细。双侧扁桃体已切除。尿常规：蛋白(++)。考虑患者脾肾两虚，此次复感风热，故治以清热利咽、健脾益肾之法。处方：

金银花 10 克	连翘 10 克	防风 6 克	玄参 10 克
射干 20 克	炒稻芽 20 克	焦山楂 20 克	焦神曲 20 克
小红枣 10 克	甘草 5 克		

30 剂，每日 1 剂，水煎服。

六诊：2017 年 12 月 20 日。精神可，咽痛、咽红，腰痛，乏力，纳少，夜寐安，无夜尿，大便成形，舌苔黄，脉细。尿常规：蛋白(-)。考虑其表证已除，仍以脾肾两虚为主，故以健脾补肾，清热凉血之法。处方：

黄芪 30 克	白术 10 克麸炒	薏苡仁 30 克	茯神 30 克
茯苓 30 克	法半夏 6 克	陈皮 10 克	炒稻芽 20 克
炒麦芽 20 克	焦山楂 20 克	炒僵蚕 20 克	炒牛蒡子 15 克
黄蜀葵花 30 克	石韦 30 克	猫爪草 10 克	酒女贞子 20 克
白茅根 30 克	仙鹤草 30 克	桑寄生 15 克	荠菜花 20 克
车前草 20 克	椿白皮 20 克麸炒	白英 20 克	蒲公英 20 克
小红枣 10 克	甘草 5 克		

60 剂，每日 1 剂，水煎服。此后 3 个月多次电话回访，均示病情稳定，尿检未出现蛋白，偶有隐血(+)。

【按】该患者为青少年，初诊时病史已 3 年，长期使用激素等免疫抑制剂，先后天之本俱虚，湿热瘀毒之象明显，且肺气不固常致感冒而病情加重。“善补肾者，当于脾胃求之”，故首诊先以黄芪、白术、薏苡仁、茯苓健脾利湿，牡丹皮、赤芍、鸭跖草、水牛角清热凉血，石韦、黄蜀葵花以清热利湿，并配合猫爪草、蝉蜕、全蝎、水蛭活血化瘀降尿蛋白。三诊时患者脾虚证改善，遂加强补肾清利泄浊之法，予续断、槲寄生补益肾元强腰。本病为慢性疾病，极易反复，五诊时患者因感冒致蛋白尿再次出现，遂转方以金银花、连翘、防风以疏风清热解表，并予玄参、射干以清利咽喉。待表证解除，再图健脾、益肾，清热凉血解毒之法。

【出处】2018 年第 18 期《中医杂志》。

葛琳仪：知常达变，溯本求源

葛琳仪，女，1933年6月生，江苏省苏州市人，主任医师。临床50余年，擅长内科疑难病和危重病的诊治，特别对呼吸系统和消化系统的疾病颇有研究，尤其是慢性阻塞性肺疾病、支气管哮喘等的治疗积累了丰富的临床经验，提出对“慢支”不同病期采用不同的治疗，并筛选出防治慢性气管炎的多种单味有效中草药及药对。临证思辨，首先重视病理，辨证求因。其次病证结合，发挥优势。治疗过程注重“见微知著、知常达变”，治疗后倡“情志调养”，精通内、外、妇、儿各科，尤擅呼吸系统与消化系统疾病及疑难杂症。2017年6月，荣膺第三届“国医大师”称号。

案1　无汗症

患者范某，女，32岁。因“全身无汗3月余”于2020年6月5日初诊。患者曾辗转就诊于多家医院，无法明确诊断，因患者情绪日益烦躁，西医拟按焦虑症处理，患者内心极为抗拒，转而求助中医治疗。患者诉3月余前无诱因出现全身无汗，即使剧烈运动后也几无汗出，烦躁不安，夜寐欠佳，纳差，大便不爽，小便调。舌尖红、苔白腻微黄，脉濡数。中医诊断：无汗症，证属湿热遏表、湿重于热。治拟化湿清热，宁心安神，处方：

半夏9克	藿香9克	佩兰9克	黄芩9克
豆豉9克	柏子仁9克	厚朴15克	蒲公英15克
枳壳15克	夜交藤15克	炒枣仁15克	茯苓12克
草果12克	栀子6克	木香6克	陈皮6克

7剂，水煎服，每日1剂，分早晚温服。

二诊：2020年6月12日。服药后头面部汗出，烦躁不安缓解，夜寐改善，食欲、大便基本同前。舌脉大致同前。原方去黄芩、黄连、蒲公英，加大黄6克、焦山楂9克、焦神曲30克、炒谷芽30克。7剂。

三诊：2020年6月19日。服药后感全身微汗出，纳可，大便爽利，但四肢酸痛。舌质淡红、苔白微黄，脉滑。原方去大黄，加桑枝15克。7剂。

四诊：2020年6月26日。服药后四肢酸痛缓解，余症消除。嘱患者清淡饮食、适当运动调养，不必服药。

【按】葛教授认为，无汗症多见于外感风寒表实证，风寒束表，腠理闭塞。本例患者乃由湿热遏表，湿重于热，腠理闭合失常，津液不能化汗外达。热被湿郁，心神被扰，故烦躁、失眠。湿邪弥漫三焦，中焦纳运失常，腑气不畅，故纳差、大便不爽。治予化湿清热为主，配合健脾助运治疗，酌加安神之品。一诊后患者但头汗出，大便不爽，加大黄通腑泄热利湿后遍身微汗而解，盖得汗解非独麻桂辛温发汗。三诊汗出而解后四肢酸痛，盖因邪从外散，四肢经脉气血运行不畅，不通则痛，予桑枝通利关节引药攻邪而解。

【出处】2021年第11期《浙江中医杂志》。

案2 胃痛

刘某，男，43岁。平时喜饮酒与浓茶，2016年5月来诊，反复胃脘胀痛7年，得食尤甚，胃镜检查示"慢性浅表性胃炎"。近来症状加重，不思饮食，甚则恶心，自觉口苦口腻，大便不畅，夜寐不安，舌质偏红、苔黄厚腻。诊断为"胃痛"之"湿热中阻"证，治拟清热化湿，理气止痛，方选平胃散加减，处方：

川厚朴12克	苍术12克	藿香12克	佩兰12克
茯苓12克	蒲公英15克	炒白芍15克	石菖蒲9克
黄芩9克	草果9克	姜半夏9克	姜竹茹9克
佛手片9克	川楝子9克	陈皮6克	

并嘱忌辛辣刺激，节烟酒茶食。

1周后复诊，症有所减，原方去茯苓、竹茹、草果，加枳壳、延胡索各12克、木香9克。半月后复诊，胃脘胀痛明显好转，余症减轻，原方加减再服半月，诸症基本消除。

【按】本案患者喜烟好酒饮茶，湿热内蕴，脾胃损伤，运化失司，气机阻塞，故胃脘胀痛，得食尤甚；运化不利，升降失常，因而不思饮食，恶心，大便不畅；口苦口腻，苔黄厚腻，乃内有湿热之象。本证若不及时治疗，反复发作，可致呕血、黑便等。葛师认为"胃为阳土，脾湿及胃，从热而化，湿热内蕴，酿成诸症"，中焦之为病，强调脾为湿土，喜燥恶湿，宜升则健；胃为燥土，喜润恶燥，宜降则和。本患湿热中阻，故治拟清热化湿和中之法，并取辛开苦降之泻心汤意，灵活化裁。脾气之转输，湿邪之运化，皆赖于气之运行，故方中重用行气诸药而收功。

【出处】2018年第5期《浙江中医杂志》。

案3　2型糖尿病

汪某，男，43岁。长夏之时来诊，诉"口干多饮多尿4年余，加重半月"。饮酒史10余年，现已戒酒。每日抽烟5~6支，饮食不节，喜食肥肉及油炸之品，饮浓茶。西医诊断：2型糖尿病；现以"二甲双胍"降糖治疗，血糖控制欠佳。初诊：口干多饮多尿，大便黏腻不爽，每日1~2次，胃纳尚可，4年来消瘦不明显，舌质红，苔黄厚腻，脉滑数。中医诊断：消渴、湿热困脾型。治拟清热化湿，佐以健脾。方选藿朴夏苓汤及平胃散加减，处方：

川朴15克	苍术12克	陈皮9克	姜半夏9克
茯苓12克	佛手片9克	藿香10克	佩兰10克
黄芩9克	蒲公英15克	淮山药15克	枳壳9克
莱菔子9克	连翘9克		

7剂，水煎服。并嘱忌辛辣刺激，节酒食，减浓茶及烟。

二诊：诸症改善，腻苔稍化，湿热渐除，仍辨前证，治法：清热化湿，酌加健脾益气，方以平胃散+四君子汤加减：

川朴 12 克　　苍术 12 克　　佩兰 9 克　　陈皮 9 克
佛手片 9 克　　黄芩 9 克　　枳壳 9 克　　蒲公英 15 克
淮山药 15 克　　炒白术 9 克　　茯苓 12 克　　泽泻 12 克
炒米仁 30 克

14 剂。

三诊：口干、多饮多尿明显好转，原方出入再服 1 个月调理，上述症状十去八九，复查血糖控制较前理想，空腹血糖 6.3 毫摩/升。

【按】葛教授认为，该患者饮食不节，喜食肥甘厚腻，日久湿热蕴结困脾；胃为阳土，脾湿及胃，从热而化，湿热内蕴，酿成诸症。且患者地处江南，长夏之时，气候最为潮湿，外湿、内湿相合，诸症加剧。首诊以藿朴夏苓汤及平胃散清热化湿行气为主，又取辛开苦降之泻心汤意，灵活化裁；并取保和丸之意，以连翘、莱菔子等行气散结清热，淮山药一味平和中正，佐以健脾。脾气之转输，湿邪之运化，皆赖于气之运行，故方中重用行气诸药。复诊见湿热渐除，则加用四君之意以加强健脾之力，助运化湿。

【出处】2016 年第 12 期《浙江中西医结合杂志》。

吕仁和：动静结合，配伍精当

吕仁和，1934年9月生，山西原平人。主任医师、教授、博士生导师。从事医疗、教学和科研工作60余载，尊崇经典，重视临床实践，提出糖尿病“脾瘅”“消渴”“消瘅”分期辨证思想；糖尿病微血管并发症“微型症瘕”病理学说与化结消症治法；慢性肾炎“从风论治”；慢性肾炎中医辨证方案、慢性肾衰辨证标准；糖尿病及其并发症“二五八”防治方案、“六对论治”的辨证论治方法及患者自我调整的“三自如意表”等系列创新性观点。提出的《糖尿病及其并发症中医辨证标准》《糖尿病中药新药临床研究指导原则》及指导的团队建立的糖尿病肾脏病中医诊疗方案及临床路径均已作为行业标准在全国推广。2014年10月，荣膺第二届“国医大师”称号。

案1　脂肪肝

某男，42岁。2019年4月16日初诊。患者因“1年余体质量增加5千克”就诊。患者近1年在饮食等未改变的情况下体质量增加5千克，伴疲乏无力，嗜睡，平素喜食肉。近半年通过饮食、运动减重，效果不理想，为求中药治疗就诊。初诊症见：肥胖，腹型肥胖，伴疲乏无力，嗜睡，易出汗，纳眠可，小便正常，大便每日1行，质黏腻。查体：舌红，苔薄黄微腻，边有浊沫，右脉沉细，左脉弦。既往脂肪肝病史4年，否认其他慢性病史。否认药物、食物过敏史。否认吸烟史，饮酒15年余，以红酒、白酒为主。家族史：母亲患2型糖尿病；姐姐肥胖。中医诊断及辨证：肥胖，湿热内蕴；西医诊断：单纯性肥胖，脂肪肝。处方：①运动：坚持每日运动1小时；②饮食：清淡饮食，忌油腻，减少外出就餐；③中药处方：

茵陈30克　　炒山栀子10克　　黄芩10克　　丹参30克
炒枳实10克　　炒山药15克　　肥玉竹30克

14剂，每日1剂，早晚分服。

2019年5月14日二诊：服上方期间肠鸣辘辘，矢气频繁，余未诉不适。坚持以前的饮食与运动方式，体质量从80千克降至77.5千克，纳眠可，小便正常，大便每日1行，质稀。舌红苔黄腻，脉沉弦。诊断同前。中药处方予4月16日方加鸡内金10克、炙甘草10克，继服14剂，服法同前。

【按】患者中年男性，体质壮盛，平时喜食肥厚油腻之品，损伤脾胃，酿生痰湿，痰湿蕴脾，久则化热，湿热阻滞气机。吕仁和教授结合“六对论治”思想，以清热利湿、健脾行气为法，用茵陈、栀子清理肝脏。配伍黄芩以清热，久病入络，渐及血分；丹参活血化瘀；炒枳行气，配以炒山药健脾，热则伤阴，用肥玉竹滋阴润燥。二诊时，患者诉服药后出现肠鸣辘辘，余未诉明显不适，唯体重下降，继以鸡内金、炙甘草健脾。

【出处】2021年第7期《世界中医药》。

案2　肾盂积液

黄某，女，72岁。主因体检发现肾盂积液5个月，于2009年11月13日初诊。患者2009年6月体检发现左肾积水，无明显不适，9月24日于外院查腹部B超显示：左肾积水（大量）伴左侧输尿管扩张，9月28日泌尿系MRI提示：神经源性膀胱。同时发现血糖升高，于外院诊断为2型糖尿病、神经源性膀胱。2009年底查膀胱残余尿B超显示：排尿后残余尿约841毫升，左肾盂轻度积水。建议膀胱造瘘留置导尿，减轻肾脏负担。患者拒绝造瘘为求中医诊治，求治于吕仁和教授。刻下症见：小腹胀满，饭后尤甚，排尿困难，白天小便量少，夜尿频多，无腰酸、腰痛，情绪急躁，咽痒，汗出，纳可，眠差，大便每日1行，双下肢轻度水肿。舌红，苔薄黄腻，脉细数。既往有风湿性心脏病史10余年，高血压病病史8年，甲状腺功能减退病史2年，房颤病史2年。

辅助检查：血肌酐(Scr)：90 微摩/升，尿素氮(BUN)：7.1 毫摩/升，尿酸(UA)：475 微摩/升。MRI 示：①左肾输尿管积水，梗阻位于输尿管膀胱入口；②神经源性膀胱。CT 示：①左肾输尿管积水；②神经源性膀胱；③双肾囊肿。中医诊断：消渴病癃闭(早期)。辨证为湿热下注、气机郁滞、肝脾肾虚。西医诊断：神经源性膀胱；2 型糖尿病；双肾囊肿；风湿性心脏病，心房纤颤；高血压病；甲状腺功能减退。治法：清利湿热、兼补脾肾。方以八正散加减。处方：

石韦 30 克　瞿麦 10 克　萹蓄 10 克　川牛膝 30 克
木瓜 30 克　荔枝核 10 克　橘核 10 克　狗脊 10 克
川续断 10 克　连翘 30 克　郁金 10 克　木蝴蝶 10 克
生甘草 10 克

14 剂，水煎服。由于患者情绪急躁，焦虑不安，吕教授给患者讲解“二五八”方案如何应用，介绍古代道家养生思想，并为患者亲笔赠言“智慧的沐浴，思辨的快乐”，嘱咐患者放松精神，避免劳累，定期监测血糖、尿量、B 超和肾功能。

二诊：2009 年 11 月 24 日。患者白天小便量少，夜尿频多，残余尿为 823 毫升。考虑存在脾肾气虚兼有血瘀，处方调整如下：

川牛膝 30 克　狗脊 10 克　川续断 10 克　柴胡 10 克
荔枝核 10 克　橘核 10 克　刺猬皮 10 克　穿山甲 10 克
木蝴蝶 10 克　甘草 10 克　石韦 30 克　太子参 30 克
白芍 30 克

14 剂，水煎服。

三诊：2009 年 12 月 8 日。患者尿量少，小便不畅，残余尿为 585 毫升。于 11 月 24 日方中加冬葵子 20 克、夏枯草 10 克、瞿麦 10 克、鬼箭羽 20 克、萹蓄 10 克。7 剂，水煎服。

四诊：2009 年 12 月 14 日。患者小便不利较前改善，情绪紧张时加重，于 12 月 8 日方中加生黄芪 30 克、柴胡 10 克、白术 10 克。14 剂，水煎服。

五诊：2010 年 2 月 1 日。患者小便量少，排尿不畅，每天约 800 ~ 1000 毫升，乏力，口干、口苦，无腹胀及双下肢水肿，纳可，眠差，大便 3 ~ 4 日 1 行。舌暗红，苔黄，脉沉细。考虑为消渴病癃闭(中期)，中气下陷、脾肾两虚。处方以补中益气汤加减。处方如下：

生黄芪 30 克　白术 15 克　陈皮 10 克　升麻 10 克
柴胡 10 克　太子参 30 克　当归 10 克　香附 10 克
乌药 10 克　荔枝核 10 克　橘核 10 克　石韦 30 克
知母 10 克　黄柏 10 克　牡丹皮 30 克　刺猬皮 10 克
赤芍 30 克　蜈蚣 5 克

14 剂，水煎服。

2010 年 2 月 25 日六诊。患者复查膀胱残余尿 B 超显示：209 毫升，处方将 2 月 1 日方去荔枝核、橘核、刺猬皮、蜈蚣，7 剂，水煎服。后以补中益气汤加减治疗多年，残余尿波动在 100～300 毫升之间。至 2016 年 3 月 24 日，复查膀胱残余尿 B 超显示：386 毫升。Scr：73.1 微摩/升，BUN：6.17 毫摩/升，UA：344 微摩/升。患者病情保持平稳。

【按】吕教授认为消渴病癃闭发病除了与膀胱湿热阻滞、气机不利有关外，尚与肝、脾、肾、三焦功能相关。本案患者年迈体虚，应健脾补肾，兼以理气清热、利湿祛邪，兼用活血通络，方以八正散加减。二诊时加刺猬皮温肾解郁，加穿山甲通经活络。三诊时更加鬼箭羽以破血通经，加夏枯草以清热散结，加冬葵子以利尿通淋。四诊时因虑患者年老体虚，加黄芪、白术以助补气之力。五诊时考虑患者虽诊断不久，但显示已有中晚期疾病表现，实为中期，遂改用补中益气汤加减，另入香附、乌药以理气除胀，荔枝核、橘核以行气散结，知母、黄柏以清余热，牡丹皮、赤芍以凉血活血，蜈蚣以通经达络。

【出处】2016 年第 3 期《现代中医临床》。

案 3　糖尿病并发尿路感染

刘某，女，48 岁。2003 年 7 月 14 日初诊。糖尿病病史 10 余年，尿路感染反复发作史 8 年。刻诊：腰腿酸痛，心烦失眠，口干喜冷，尿频、尿急、尿痛，阴部瘙痒难忍，大便黏腻不爽，腹胀，悲观失望，舌质黯红，苔黄厚腻，脉弦滑数。因已用抗生素，尿液检查正常。已服用降压药和降糖药，血压、血糖控制尚好。西医诊断为糖尿病并发尿路感染，高血压病。中医辨证属气滞血瘀，经络阻滞，湿热不解。治宜通经活络，行气活血，清热化湿。方用：

狗脊 10 克　川续断 10 克　川牛膝 10 克　杜仲 10 克
柴胡 10 克　赤芍药 10 克　白芍药 10 克　香附 6 克
乌药 6 克　鱼腥草 30 克　连翘 30 克　大腹皮 10 克
生甘草 6 克

7 剂，每日 1 剂，水煎分早晚温服。因患者同时伴有阴痒，开外洗方：

五倍子 30 克　蛇床子 30 克　地肤子 30 克　白鲜皮 30 克
刺蒺藜 20 克　苦参 30 克

7 剂，每日 1 剂，装布袋内，盆煮沸，放温时洗敷，每次 15～20 分，每日 3 次。

二诊：2003 年 7 月 22 日。经以上内服加外洗治疗，自觉尿频、尿急、尿痛减轻，阴部瘙痒解除，腰腿酸痛好转，已能入睡，仍觉尿路不适，五心烦热，颈腰时痛，腹胀不解，大便黏滞，舌红苔黄，脉数。2003 年 7 月 14 日方去杜仲、大腹皮，加用盐知母 10 克、盐黄柏 10 克、地骨皮 30 克、猪苓 30 克、白花蛇舌草 30 克、栀子 10 克、黄芩 10 克。14 剂，每日 1 剂，水煎分 2 次服。

三诊：2003 年 8 月 17 日。诸症减轻，排尿欠畅，尿色较深，大便转干，脘腹胀满，手足心热，二诊方加枳壳 10 克、生大黄 10 克（后下）。7 剂，每日 1 剂，水煎分 2 次服。

四诊：2003 年 8 月 24 日。脘腹胀满，全身略觉酸痛，睡眠不实，值经期，月经量多有块，舌脉同一诊。处方：初诊方加炒蒲黄、五灵脂各 10 克。7 剂，每日 1 剂，水煎分 2 次服。

五诊：2003 年 9 月 3 日。腹胀，泛酸，睡眠仍差，尿路不适，嗳气频作，尿液检查阴性。用一诊方加瓦楞子 30 克、吴茱萸 3 克、黄连 6 克。14 剂，每日 1 剂，水煎分 2 次服。

六诊：2003 年 9 月 14 日。劳累时腰酸腿痛，已 2 个月未用抗生素，尿频、尿急、尿痛等症未发，尿液检查阴性，其他症状消失，心情好转，已能正常工作生活，用一诊方 14 剂，1 剂水煎，分 4 份，分 2 日早晚服，以巩固疗效。

【按】糖尿病性尿路感染属于中医“淋症”“劳淋”范围，多为湿热下注，膀胱不利，或湿热日久，伤及肾阴所为。本案患者尿路感染反复发作史8年，兼有心情抑郁，血脉不活，出现一系列经络阻滞、气滞血瘀的症状。因此，先用通经活络，行气活血，清热化湿，根据其他兼夹证，随证加减。鉴于湿热之邪长期存在并贯穿于本病始末，是本病难以治愈的主要因素。常用药物有萹蓄、瞿麦、石韦、冬葵子、车前草、蒲公英、紫花地丁等。其中清热解毒的中药对导致尿路感染的常见病原菌具有抑制作用。

【出处】2007年第6期《河北中医》。

杨春波：脾胃立论，清化湿热

杨春波，1934年1月生，福建莆田人。主任医师、教授、博士生导师。中医世家第五代传人，从事中医药工作70余年，对脾胃学说、温病学和中医“证”有较深研究。率先提出慢性萎缩性胃炎的中医病名为“胃痞”，并提出慢性萎缩性胃炎从肾论治的学术观点。在全国率先开展脾胃湿热证的现代科学研究，提出了脾胃湿热证的辨证标准。2017年6月，荣膺第三届“国医大师”称号。

案1 便秘

某男，22岁。2020年2月28日初诊。反复排便困难3年余。数年前即出现排便不畅，时症状尚为轻浅，未予重视及就诊。3年前症状逐渐加重，大便数日1行，排便费力，逐渐影响日常生活，间断自服“酵素”辅助通便，服药后可日行5～6次，排便后伴胃脘不适，疲乏明显。后寻求中药治疗，前医多治以清泻胃肠实热之法，效果不显，徒增胃脘不适。刻诊：粪便难以排出，排便费时费力，每次排便约30分钟，4～5日1行，粪质初硬后软，色黄、质黏、味臭，胃脘胀闷不适，嗳气，纳差，欠知饥，口干口渴，神疲乏力，四肢困重，情绪焦躁，夜眠尚可，小便短赤，舌暗红，苔黄腻干，脉弦滑数。诊断：湿热秘，证属：脾虚湿热，兼气滞、络瘀、阴伤。治法：益气清化，佐运脾、理气、散瘀、养阴。处方：

太子参15克	绞股蓝10克	生白术12克	黄连3克
麦芽15克	稻芽15克	砂仁3克（后入）	赤芍10克
茵陈蒿10克	莱菔子12克	萹蓄草10克	枳壳10克
炙甘草3克			

7剂，水煎服，每日1剂，早晚饭后分服。

二诊：2020年3月6日。排便不畅感较前减轻，2~3日1行，粪质偏干，胃脘胀闷稍减，知饥，纳寐尚可，小便黄。舌质暗红，苔黄腻，脉弦滑数。续予前法，守上方去绞股蓝、麦芽、稻芽、茵陈蒿、莱菔子，加栝楼10克，续予14剂。

三诊：2020年3月24日。药后脘痞便秘之症均减轻，排便不爽，1~2日1行、粪质偏软而不黏，疲乏，纳尚可，夜寐差、易醒，小便调。舌质暗红，苔黄稍腻，脉滑，沉取无力。治法：健脾益气，清化安神。守上方去生白术、栝楼、萹蓄，加党参10克、白扁豆12克、茯苓10克、火麻仁15克、白芍10克、首乌藤20克，再服14剂。

四诊：2020年5月15日。服上方14剂，诸症得缓，停药1月余，饮食不加节制，进食过多辛辣厚腻之品，则排便困难复见，2日1行、质软不易排出、味臭，周身疲乏，困倦，溲黄。舌红稍暗，苔薄黄腻，脉滑稍数，沉取无力。治法：健脾益气，清化散瘀。守上方去首乌藤、党参、火麻仁，加黄芪10克、栝楼10克、茵陈蒿10克、薏苡仁10克，予14剂，并嘱规律起居，节制饮食，调畅情志，戒烟酒。

五诊：2020年6月5日。药后排便通畅，2~3日1行，余症皆瘥，此后守方加减治疗2月余，以巩固疗效。

【按】患者青年男性，素嗜烟酒，加之前医误诊而屡投苦寒清泄之剂，更有脾虚、气滞、络瘀，甚则阴伤之象。其以便秘为主诉，乃为湿热阻滞大肠气机而致。杨教授治以益气清化，散瘀，佐运脾、理气、散瘀、养阴。首诊太子参、绞股蓝健脾益气养阴，生白术燥湿健脾，黄连清热利湿，佐麦芽、稻芽运脾消胀，莱菔子下气除胀，砂仁理气化湿，赤芍清热化瘀，枳壳行气消胀，萹蓄、茵陈蒿清热通利膀胱，炙甘草调和诸药。二诊，去绞股蓝、麦芽、稻芽、茵陈蒿、莱菔子，加栝楼理气畅腑，润肠通便。三诊，去栝楼、萹蓄，党参易生白术，加白扁豆清化，佐茯苓健脾，火麻仁润肠，白芍养阴，首乌藤调血安神。四诊，去党参，加黄芪兼利湿浊；加栝楼清热润肠通便；茵陈蒿清利湿热，薏苡仁淡渗利湿，二药并用分治湿热。

【出处】2022年第1期《实用中医内科杂志》。

案2 腹泻

患者，女，60岁。2020年4月17日初诊。反复便溏3年余。刻下：大便溏软，2～4次每天，伴中脘痛，口干，畏冷，时有烘热，知饥欲食，寐差多梦，小溲短赤涩痛，舌淡红黯，苔黄腻干，脉左弦、右细缓。辨证为湿热内蕴。治法：清化湿热、调气舒络，兼宁心安神、泻热通淋。方药：

茵陈12克	白扁豆12克	黄连3克	茯苓10克
木瓜10克	豆蔻4.5克	仙鹤草20克	地榆炭15克
川芎10克	煅龙骨15克（先煎）	煅牡蛎15克（先煎）	琥珀6克
泽泻10克	炒白芍10克	炙甘草3克	

7剂，每日1剂，水煎，早晚温服。

二诊：2020年4月24日。大便溏，每日1次，自诉复诊前2日贪食荤腥食物后偶发中脘胀痛，不知饥，无口干口苦，寐转佳，小便淋沥涩痛改善，舌稍红，苔黄腻，脉左弦、右细缓。查尿常规示：白细胞2+，潜血+。急则治标，治以清化理气、消食舒络为主。方药：

茵陈10克	白扁豆12克	茯苓15克	黄连3克
枳壳10克	砂仁4.5克	焦山楂12克	麦芽15克
谷芽15克	泽泻10克	蒲黄10克	炒白芍10克
炙甘草3克			

继服7剂。

三诊：2020年5月8日。便溏明显缓解、每天1～2次，脘痛改善，无口干口苦，但觉畏冷、烘热，腰酸，纳可，小便好转，夜尿3～4次，寐安，舌淡红黯，苔薄黄、根黄腻，脉左弦、右细缓。治宜健脾益肾、清化湿热。方药：

黄精15克	茯苓15克	白术10克	菟丝子10克
茵陈10克	砂仁4.5克	黄连3克	仙鹤草15克
地榆炭15克	枳壳10克	泽泻10克	蒲黄10克
炒白芍10克	炙甘草3克		

继服10剂。

四诊：2020年5月18日。大便基本正常、唯质地偏软，中脘胀痛若失，腰酸、畏冷、烘热明显减轻，小便短赤涩痛续减，夜尿2～3次，纳可寐安，舌淡红黯，苔薄黄，脉左弦、右细缓。守方继服7剂后，以参苓白术散巩固善后。

【**按**】本案患者证属湿热内蕴、脾肾不足。杨教授据其舌淡红黯、苔黄腻干、脉左弦右细缓，为湿热内蕴，兼夹血瘀、气滞之征象。初诊方中茵陈清利湿热，黄连苦寒燥湿，白扁豆、茯苓健脾渗湿，豆蔻化湿行气，木瓜和胃祛湿，仙鹤草、地榆炭清肠止泻，煅龙骨、煅牡蛎、琥珀重镇安神，川芎理气活血，泽泻泄热通淋，炒白芍合炙甘草酸甘化阴，川芎、泽泻、茯苓养血柔肝。二诊时，因夜寐转佳、便溏次数减少，故去龙骨、牡蛎、琥珀、仙鹤草、地榆炭等，加焦山楂、麦芽、谷芽消食和胃，枳壳理气宽中，易川芎为蒲黄散瘀通淋，易豆蔻为砂仁化湿开胃。三诊时，诸症明显改善，唯大便溏软。以黄精、白术、茯苓、菟丝子健脾益肾，茵陈、砂仁、黄连清化湿热而退余邪；佐以仙鹤草、地榆炭、泽泻、蒲黄分消湿热，枳壳理气消胀。四诊时效不更方，再进7剂后以参苓白术散善后巩固。

【**出处**】2021年第8期《中国中医药信息杂志》。

案3　慢性萎缩性胃炎

林某，女，44岁。2020年4月24日初诊。反复胃脘胀闷7年余，再发3天。曾口服西药及中成药治疗，症状未见明显缓解。4月前曾于外院行胃镜检查示：慢性萎缩性胃炎（C-2型）；病理：（胃窦小弯）全层胃窦型黏膜重度慢性萎缩性炎，肠化2+。3天前因贪食酒肉瓜果，胃脘胀闷不适复作。刻下症见：胃脘闷胀，时作嗳气，气味酸腐，劳倦及餐后加重，得嗳气后觉舒，口干苦，胸闷，心慌，咽痛、咽干，少痰，纳差，欠知饥，喜冷饮，寐差，需口服艾司唑仑片助眠，小便短黄，大便欠畅、质软，7～8日1行。舌暗红边有齿痕，苔黄腻干，脉细缓，重按无力。平素工作压力大，性急易怒，善太息，四肢沉重，周身乏力，头晕，畏冷。月经后期，色暗质可量中，但夹大量血块，经期小腹冷痛，且平素带下色白质稠量多。四诊合参，辨证为脾虚湿热、食滞内停，兼气滞、血瘀。治法：健脾益气、消食和胃，佐以清化、调气、舒络。处方：

绞股蓝 12 克	玉竹 10 克	白扁豆 12 克	黄连 3 克
琥珀 6 克	麦芽 15 克	稻芽 15 克	建曲 12 克
炒山楂 12 克	茯苓 15 克	枳壳 10 克	赤芍 10 克
丹参 10 克	砂仁 4.5g（后入）	茵陈 10 克	萹蓄草 12 克
马勃 4.5 克	炙甘草 3 克		

7 剂，水煎服，每天 1 剂。另予枳术宽中胶囊，1 次 3 粒，每日 3 次；保和丸，1 次 2 丸，每天 2 次，饭前半小时化服；嘱其饮食忌生冷油腻之品。

二诊：2020 年 4 月 30 日。药后咽痛、咽干若失，胃脘胀闷、头晕较前稍减轻，知饥、纳增，小便调，大便 2 日 1 行，排便仍觉费力；昨日因劳累而头晕复作，且伴气短，余症如前。舌暗红边有齿痕，苔黄腻，脉细缓，重按无力。时值经期第 3 天。治以益气健脾、清瘀安神。处方：

绞股蓝 15 克	白扁豆 12 克	黄连 3 克	琥珀 6 克
茯苓 15 克	枳壳 10 克	赤芍 10 克	丹参 10 克
砂仁 4.5g（后入）	葛根 10 克	黄芪 10 克	合欢皮 15 克
炙甘草 3 克			

续服 14 剂，并嘱续服枳术宽中胶囊，1 次 3 粒，次数改为每天 2 次。保和丸药量减半，1 次 1 丸，每天 2 次。

三诊：2020 年 5 月 19 日。已无明显胸闷、心慌，脘闷、嗳气续减，食欲较前转佳，但仍有头晕气短，肢乏困重，畏冷，夜眠 5 小时，大便 2～3 日 1 行，不畅感稍减，小便稍黄。舌暗红边有齿痕，苔黄稍腻，脉细无力。治以益气健脾，清化安神，调气舒络。守上方去丹参、合欢皮，加首乌藤 20 克、茵陈 10 克，黄芪加量为 12 克，续予 14 剂。续服枳术宽中胶囊，1 次 3 粒，每天 2 次。

四诊：2020 年 6 月 10 日。嗳气、脘闷若失，知饥能食，头晕气短较前减轻，但仍偶有胸闷，有肢体沉重、周身乏力、畏冷之症，口干苦，稍烦躁，排便较前顺畅，夜寐转佳，服中药后可睡7～8小时。舌暗红边有浅齿印，苔白腻披黄，脉细无力。续前法，守上方去首乌藤、茵陈，加合欢皮15克、丹参10克、佩兰12克、薏苡仁10克。续予14剂。此后随症加减，前后共调治近半年。后于2020年10月16日复查胃镜：慢性萎缩性胃炎（C-1型）；病理：（胃窦小弯）全层胃窦型黏膜轻度慢性萎缩性炎。

【按】本案患者近期饮食失节，食滞内停，致脾胃纳运失职，湿滞久蕴，故见口干苦、咽中干痛、大便软而欠畅、小溲短黄；湿热困遏脾机，故见头晕、周身疲乏、四肢沉重、畏冷。结合月经史及舌脉，可辨证为脾胃气阴不足、湿热瘀阻，兼食滞、气郁。方以绞股蓝、玉竹补脾气而益胃阴，扁豆健脾清化，山楂、谷麦芽、建曲和胃安中；佐以茯苓健脾渗化，砂仁理气芳化，枳壳行气消痞，赤芍、丹参散瘀舒络，琥珀活血安神，茵陈、萹蓄清热利湿，马勃清肺利咽，炙甘草调和诸药；另佐枳术宽中胶囊、保和丸行气开胃消滞。二诊，暂去玉竹，而酌增绞股蓝用量，更益以葛根、黄芪，益气升清，合欢皮解郁安神。三诊，守方加减：已无胸闷心慌，暂去丹参；易合欢皮为首乌藤，养血安神；加茵陈清利湿热；黄芪加量以增强健脾益气之力。四诊，加丹参伍枳壳以理气通络，并加佩兰、薏苡仁化湿解表、健脾渗利。

【出处】2021年第11期《中医药临床杂志》。

陈民藩：湿热下注，内服外治

陈民藩，1935 年 12 月生，福建连江人。主任医师、教授。从医从教 67 年，陈民藩教授形成了陈氏肛肠学派，60 多年间传承五代，并建立了“构建陈氏肛肠病诊疗模式”。他以“开放办科领先半代”的思路，培育了大批中医肛肠专科人才，创新发展了“枯痔疗法”，研制黄白胶囊、紫白膏、黄术胶囊等药剂，救治众多患者。在临床上他注重地区、季节、体质变化，认为福建地处东南沿海，多湿、多热，患者易感湿邪热邪。湿性趋下，肛肠疾病位属下焦，多为湿热下注而致。因此治疗上他主张多从湿热论治。2022 年 7 月，荣膺第四届“国医大师”称号。

案 1　肛瘘

张某，男，31 岁。以“反复肛旁肿痛、溢脓 2 年，加剧 7 天”为主诉于 2019 年 11 月 6 日入院。现病史：缘于肆食辛辣之品，2 年前肛门后侧出现一肿块，大小约 2 厘米×3 厘米，伴局部红肿热痛，无发热、恶寒等不适，自行口服消炎药(具体不详)后，症状未见明显改善，后肿块自行破溃，溢出少量淡黄色脓液，疼痛缓解，未予重视及系统治疗。此后肛旁肿痛反复发作，向肛旁左右两侧蔓延扩散，每于饮食辛辣厚味之品后加重。7 天前，患者肛旁肿痛加剧，伴淡黄色分泌物溢出，肛周潮湿、瘙痒感明显，遂就诊于福建中医药大学附属人民医院肛肠科，拟以“高位复杂性肛瘘”收住入院。发病以来，精神可，纳可，寐欠安，二便调。入院症见：左侧肛旁肿痛、溢脓，脓色淡黄，量少。查体：生命征平稳，神清，精神可，舌红苔黄腻，脉弦滑，心肺腹查体无特殊。专科检查，视诊：肛缘尚平整，截石位 3、9

点肛缘外3厘米各可见一溃口。指诊：食指经肛管通畅，括约肌松紧度可，触之左右两侧分别有条索状物通及齿线上2厘米处，后侧肛管直肠环变硬，距肛门6厘米以下未触及其他肿物，挤压两溃口，均有淡黄色脓液溢出。中医诊断：肛漏（湿热下注证）。西医诊断：高位复杂性肛瘘。具体治疗如下。

内治法：以清热利湿为治法，方以黄术合剂加减，具体方药如下：

黄柏9克　鬼针草15克　丹皮10克　白术10克
苍术10克　薏苡仁20克　白鲜皮10克　泽泻9克
甘草3克

外治法：在全身麻醉下行高位复杂性肛瘘低位切开留皮桥高位挂线术，术后排便之后予中药熏洗剂坐浴，再辅以消炎生肌膏换药。中药熏洗剂具体药物组成如下：

苦参15克　白鲜皮10克　明矾15克　马齿苋15克
蒲公英12克　野菊花12克

患者经手术，中药内服、外用等处理，于1周后出院，出院后每天换药、中药口服及坐浴治疗。4周后复诊，患者肛旁肿痛、溢脓症状消失，排便正常，大便平均每日1次，质软成形，排便功能良好，余亦无诉不适。

【按】陈民藩教授总结出一套完整的肛瘘辨证治疗思想体系，即肛瘘病因病机上多责于湿热下注；药物治疗上强调内外并治，内治重在辨证，外治法重在辨病，善用鬼针草、黄柏、苍术、土茯苓等药物，并不忘顾护脾胃之气；在手术治疗上强调“存体寡损”以及“非观血、少损伤”的思想，重视肛门功能的保护，强调保护肛门形态以及保护括约肌的重要性。另外，陈老认为手术成功的关键在于内口及内口周围残管的处理，而手术方式的选择、皮桥及挂线的处理对肛门功能及创面恢复有着至关重要的作用。陈民藩教授论治肛瘘的思想值得传承，广大肛肠科工作者可借鉴学习。

【出处】2021年第2期《中国当代医药》。

案2 肛门瘙痒

林某，男，43岁。2018年10月8日初诊。主诉：反复肛门瘙痒半年。自诉半年来反复肛门潮湿、瘙痒，夜间加剧，影响睡眠，自涂皮炎平可缓解，但停药又痒，便后肛内无肿物脱出，偶见便后擦血，喜食辛辣，喜饮酒，二便尚正常，纳少，口渴，夜寐欠安，舌淡红，苔黄腻，脉弦滑。肛门检查：肛周皮肤潮红、潮湿，约4厘米×4厘米，肛缘皱褶增多，呈苔藓样改变，见两处抓痕。指诊：肛管及直肠下段未及肿物及明显异常。粪常规提示：未见虫卵。西医诊断：肛门瘙痒症。中医诊断：风瘙痒，证属湿热下注兼风邪袭表。治法：清热利湿，祛风止痒。

处方(1)：

龙胆草15克	栀子10克	柴胡9克	生地15克
泽泻10克	车前草10克	苍术10克	白术10克
茯苓10克	防风9克	合欢皮15克	荆芥10g

7剂，每日1剂，水煎分两次餐后温服，每次约200毫升。

处方(2)：

大黄20克	苦参20克	鱼腥草30克	蛇床子10克
白鲜皮10克	黄柏10克	五倍子10克	

7剂，每日1剂，水煎外用熏洗，便后、睡前各1次，每次10～15分钟。嘱患者忌食辛辣刺激醇酒之品，保持排便通畅。

2018年10月15日二诊：肛门瘙痒症状减轻，舌淡红，苔黄，脉滑。效不更方，口服中药续前方去苍术，7剂，水煎服，服法同上；外洗中药照上方续用7剂。

2018年10月23日三诊：症状明显好转，偶有夜间瘙痒，舌淡红，苔薄黄，脉稍滑，续上方内服、外洗各7剂，巩固疗效。

3个月后电话随访，患者诉瘙痒症状无再发，嘱其平素保持肛门部清洁干燥，忌过食辛辣之品。

【按】此案患者“风瘙痒”以湿热下注为主证，兼见风邪袭表，陈师应用中药内服、外用。内服药以龙胆泻肝汤为主方，加白术、茯苓、合欢皮健脾安神，加荆芥、防风祛风解表；外用中草药清热燥湿、收敛止痒，改善肛周血液循环；并嘱咐患者节饮食、调起居，三管齐下，效果显著。陈师将清热解毒燥湿类药物煎汤后直接淋洗浸渍肛周，通过热力将药物渗透肛周皮肤，使腠理疏通，气血流畅，在瘙痒的初期可促其消散，中期可清热消肿，后期可收敛止痒而治标，内外并治而达到标本兼治的目的。

【出处】2020 年第 5 期《中医药通报》。

案 3　肛旁脓肿

刘某某，男，30 岁，工人。1997 年 8 月 12 日初诊。主诉：肛门左侧卒然红肿疼痛。伴有肛门重坠，体倦身重，食欲缺乏，口渴不多饮，大便稍干，小便色黄，舌质红苔黄腻，脉弦略数。肛检：肛旁左侧硬块，范围 3 厘米×2 厘米，触之疼痛，灼热。辨病为左侧旁脓肿。辨证为湿热下注型。治以清热利湿，解毒消肿。处方：

龙胆草 10 克	黄芩 10 克	栀子 10 克	车前子 10 克
当归 6 克	赤芍 10 克	生地 15 克	皂角刺 10 克
穿山甲 10 克	白芷 10 克	甘草 3 克	

用金黄散调植物油外敷红肿处。3 天后患者诉肿痛减轻，肿块范围缩小。继服 5 剂中药后疼痛消失，肿块消散。

【按】肛门直肠周围脓肿属中医肛周痈疽范畴。肛门为足太阳膀胱经所主，湿热容易聚于膀胱，故此处生痈，多由湿热下注所致。湿性重着常先伤于下，湿热蕴结肛周肌腠间可造成局部气血凝滞，经络阻塞，壅滞不散，热盛则肉腐，肉腐则成脓。患者因辛劳过度，湿浊不化，气血壅滞，结成肿块。用龙胆泻肝汤中的龙胆草、黄芩、栀子等苦寒泻火药以清湿热治本；泽泻、车前子利湿通淋，使湿热之邪从小便排出；当归、赤芍活血化瘀，与生地配伍养血活血，活血不伤正；皂角刺、穿山甲通经散结，消痈排脓；白芷祛风消肿止痛。全方共奏清热利湿，消痈排脓，活血祛瘀之功。

【出处】1999 年第 1 期《福建中医学院学报》。

晁恩祥：扶助正气，固本培元

晁恩祥，1935年7月生，河北唐山人。主任医师，教授、博士生导师。从医60余年，独自创立“从风论治”应用的“疏风宣肺、缓急解痉、止咳利咽、降气平喘”法治疗风咳、风哮等肺系病的独特方法。临床疗效显著。并与西医之咳嗽变异性哮喘有机地结合起来，从症状学、病因、病机证候学、理法方药、证治规律等方面对肺系病进行了探讨和实践，形成了一整套具有一定的创新性的思路和方法，得到了中医学界的认可和引用。研制出“苏黄止咳胶囊”，并已研发上市。2014年10月，荣膺第二届“国医大师”称号。

案1　肠道菌群失调

患者，女，88岁。2006年5月5日初诊。患者于4月11日无明显诱因出现腹泻水样便，每日3～5次，无发热、恶心、呕吐，无腹痛，某医院予左氧氟沙星、小檗碱、地衣芽孢杆菌、双八面体蒙脱石等，症状加重，每日腹泻10余次，伴肠鸣，脘腹胀满，遂入院治疗。诊断：急性肠炎。给予左氧氟沙星、地衣芽孢杆菌、双歧杆菌等，效果不佳，仍每日大便10次左右。肠镜示：结肠炎性改变，结肠多发憩室。病理：（回肠末端）黏膜中度慢性炎，淋巴滤泡形成，（回盲瓣）黏膜中度急慢性炎。便常规：白细胞7～10/HP。考虑患者初起为急性肠炎，经使用抗生素造成肠道菌群失调，遂请中医会诊。刻下证见：稀水样便，无脓血，无腹痛，腹胀肠鸣，矢气多，纳食可，尿少，口干唇燥，乏力，眠差，舌淡红，苔白腻，脉弦。中医诊断：泄泻。辨证：脾虚湿郁，寒热错杂。治法：健脾化湿，辛开苦降，佐以开胃。处方：

党参12克　苍术10克　白术10克　藿香10克
佩兰10克　草果8克　车前子12克　干姜8克
黄连8克　苏叶8克　陈皮10克　焦山楂12克
砂仁8克　鸡内金8克　白茅根15克

3剂，水煎服，每日1剂。

2006年5月9日二诊：药后大便每日5～6次，便量亦减，肠鸣好转，仍腹胀，纳可，眠差，口干，尿少，舌淡红，苔白腻，脉弦。处方：

苍术10克　白术10克　藿香10克　佩兰10克
薏苡仁30克　干姜10克　黄连10克　陈皮10克
半夏10克　苏叶10克　焦三仙各10克　炒枣仁15克
鸡内金10克　青皮10克

4剂，水煎服，每日1剂。

2006年5月12日三诊：药后大便减至4次，逐渐成形，仍胃脘胀满，无食欲，口鼻干燥，喜饮水，睡眠好转，舌淡红，苔白腻，脉弦。治疗继以健脾化湿、辛开苦降之法。处方：

苍术10克　白术10克　藿香10克　佩兰10克
青皮10克　陈皮10克　焦三仙各10克　鸡内金10克
干姜8克　黄连8克　厚朴10克　半夏10克
石斛15克　白茅根25克　炙甘草6克

6剂，水煎服，每日1剂。

2006年5月18日四诊：大便明显好转，每日1次，便溏，仍无食欲，胃脘胀满较前减轻，口干，面部烘热，舌暗红，苔黄燥，脉弦。予健脾开胃、辛开苦降、调理气机之法巩固疗效。处方：

黄连8克　黄芩10克　半夏10克　干姜8克
党参10克　苍术10克　白术10克　青皮10克
陈皮10克　焦三仙各30克　鸡内金10克　厚朴10克
砂仁5克　石斛15克　白茅根25克　炙甘草6克

3剂，水煎服，每日1剂。药后大便正常，纳食好转，痊愈出院。

【按】本患者年事已高，体质较弱，突患腹泻，西药治疗20余天效果不佳，腹泻频繁，脾气更虚，湿邪蕴结不化，久而生热，形成寒热错杂之证，中焦气机不畅，升降失常，而见腹泻腹胀，肠鸣矢气；泻下日久伤及气阴，可见尿少、口唇干燥、乏力、眠差等。方中党参、苍术、白术、藿香、佩兰、草果、干姜、砂仁、陈皮等健脾益气，化湿和胃；焦山楂、鸡内金等消食化滞；黄连与干姜相伍辛开苦降，调和中焦，寓有半夏泻心汤之意；白茅根一药用之甚妙，甘寒滋润，生津止渴，既可治疗久泻津伤，又可防止辛温燥湿之品过燥伤津。全方寒温并用，辛开苦降，具有健脾和胃之功。

【出处】2008 年第 4 期《北京中医药》。

案 2　白塞病

患者，52 岁，2004 年 7 月 30 日初诊。白塞病史，低热两年，体温 37.5～38℃，午后明显，双下颌关节肿痛，但皮色不红，皮温稍高，局部压痛，全身乏力，心慌，心烦，眠差，恶心，纳差，大便干燥，小便灼热，舌淡红，苔白厚腻，脉弦稍数。证属湿热蕴结，郁久化燥，伤及气阴。治疗当以清热透邪、益气养阴为主，兼以利湿。处方：

银花 10 克	连翘 10 克	生石膏 25 克	知母 10 克
丹皮 10 克	银柴胡 10 克	青蒿 10 克	黄芩 10 克
太子参 15 克	麦冬 15 克	五味子 10 克	黄精 10 克
葛根 25 克	车前子 12 克	火麻仁 30 克	

7 剂，水煎服，每日 1 剂。

2004 年 8 月 6 日二诊：低热已去，下颌关节痛减，恶心减轻，纳食好转，睡眠欠佳，舌质淡，苔薄白水滑，脉弦细。湿热已去大半，当以益气养阴、清热和胃安神为主。上方去生石膏、黄芩、知母、丹皮等寒凉清热之品，加焦三仙、砂仁、远志、石菖蒲等和胃安神。处方：

太子参 15 克	麦冬 10 克	五味子 10 克	黄精 10 克
银花 15 克	连翘 10 克	葛根 25 克	青蒿 10 克
银柴胡 10 克	荷叶 10 克	焦三仙各 10 克	砂仁 10 克
远志 10 克	石菖蒲 10 克		

7 剂，水煎服，每日 1 剂。

2004 年 8 月 24 日三诊：下颌关节疼痛继续减轻，因故停药 1 周。3 天前体温升高至 37.6℃，1 天后自行退至正常，并见牙龈肿痛，大便干燥，小便灼热。考虑为热邪又盛，上方去砂仁，加生石膏 30 克、知母 10 克、栀子 10 克清热泻火。

2004 年 8 月 31 日四诊：牙龈肿痛消失，时有面部烘热，双下颌不适，酸重感，右侧不敢咀嚼，舌质红，苔黄腻，脉弦细，仍为湿热阻滞，熏蒸于上。继守上方加减治疗，并以此方加减治疗 1 月后，诸症尽去。

【按】晁教授认为，本患病机为湿热阻遏，郁久化燥，伤及气阴。湿热之实与气阴之虚并存，治疗颇为棘手。因化湿之品多辛燥易伤阴液，补阴之品多滋腻易助湿邪，用之不当，反而会加重或延误病情，故当根据湿热内蕴与气阴虚二者的孰轻孰重来确定治法与用药。综合分析脉证，发热、下颌关节及牙龈肿痛、面部烘热、恶心、纳差、苔白厚腻等乃湿热阻滞之象，而且明显热重于湿；全身乏力、心烦失眠、大便干燥、小便灼热乃热伤气阴之象。考虑到其病久体弱，不宜攻伐太过，故治以清热透邪、益气养阴为主，兼以祛湿。药选清热透邪与清阴分虚热之品合而用之以增强清热之力，用生脉散等益气养阴，扶助正气，另用车前子、荷叶、石菖蒲等祛湿开胃。这样补虚不恋邪，祛邪不伤正，故收良效。

【出处】2008 年第 4 期《北京中医药》。

李士懋：平脉辨证，谨守病机

李士懋，1936—2015 年。山东龙口市人主任医师、教授、博士生导师。学术上坚持在中医理论指导下的辨证论治，形成了以脉诊为重心的辨证论治体系，即“溯本求源，平脉辨证”，包括：第一以中医理论为指导；第二从整体观出发；第三以虚实为纲；第四以脉定证；第五动态辨治；第六崇尚经方。对西医知识积极借鉴，但不以西医理论指导中医诊治和用药，也没有僵死固定的套路，追求辨证论治的最高境界是方无定方，法无定法，谨守病机，灵活辨治。制中药新药五项，均获临床批件。擅治心脑血管疾病等疑难杂症，遍及临床各科。2014 年 10 月，荣获全国第二届“国医大师”称号。

案 1　脑梗死

患者，男，65 岁。2010 年 3 月 13 日初诊。主诉：左侧半身不遂，腰膝酸痛 3 个月余。患者于 2009 年 12 月突发眩晕、呕吐，随即转入昏迷，当地医院诊断为脑梗死。经抢救后，眩晕、呕吐、昏迷症状均有改善，但神志仍然不清，左侧肢体不利、口眼㖞斜。病情好转后出院进行康复治疗，效果不佳。刻诊：患者形体肥胖，神志不清楚，痰涎较多，舌体强硬，语言难出，有时能说话，但含糊不清，左侧半身不遂，腰膝酸痛。寐可，饮食少，每天仅能进 1 ~2 两饮食。大便不爽，小便黄少。口唇紫暗，舌红、尖少苔，舌根黄厚腻，舌下静脉迂曲，脉濡细滑数无力。查体：左侧肢体肿胀，左手手指屈伸不利，对指不能，根据临床偏瘫肌力 5 级分级标准，测定左下肢肌力为 2 级，肢体能活动，只能在床面平移，不能克服重力，行走迟缓。西医诊断：脑梗死。中医诊断：中风(后遗症期)。证属湿热内蕴、痰瘀阻络、肝肾阴虚，法以清热利湿、活血化痰通络、滋补肝肾，方宗“薛氏4号方”加减。处方：

黄连10克　地龙10克　威灵仙10克　丝瓜藤10克
海风藤15克　远志10克　石菖蒲10克　怀牛膝10克
桑寄生15克　水蛭10克

7剂，每日1剂，水煎分早晚2次温服。

2010年3月21日二诊：服上方后，患者精神好转，语言较前清楚，吐痰减少。多梦，饮食仍少。大便较前顺畅，小便转为淡黄。舌脉同前。查体：左侧肢体肿胀减轻，左手能轻微活动，左下肢肌力增至3级，肢体能抬离床面，但不能克服阻力，可拄拐行走。效不更方，方药同前，继服14剂。

2010年4月4日三诊：服上方后，患者语言表达更加清晰，喉中偶有痰。寐尚可，饮食仍差，1日仅进2两食物。二便调。舌红、尖少苔，黄腻苔减少，脉濡滑数。查体：左侧肢体稍微肿胀，左手指关节活动较前灵活，左下肢肌力3级，拄拐行走，能拄拐行走120米。初诊方加佩兰10克、炒莱菔子10克。水煎继服14剂。

2010年4月28日四诊：服上方后，语言表达清晰，痰涎消失。寐可，进食增多，二便调。舌淡红、舌尖苔恢复，苔薄黄，脉濡数。查体：左下肢肌力增至4级，肢体能抬举，并能克服一定的阻力，有轻微颤抖，可拄拐行走达200米，双手可完成握拳。嘱其仍然参照三诊方服用1个月。

2010年6月随访，患者仅见左侧足趾活动不灵敏，可拄拐杖行走达300米，生活可以自理，其他尚可。

【按】本案患者素体肥胖，嗜食油腻，此次发病前，因家中琐事情绪激动，诱发中风。李教授根据患者饮食不佳、大便不爽、小便黄少、舌红、舌根黄厚腻、脉濡数等表现，诊断为湿热内蕴。根据患者口唇紫暗、舌下静脉迂曲的表现，诊断为瘀血阻络。根据患者形体肥胖、喉中痰多、脉滑的表现，诊断为痰浊内生。根据患者腰膝酸痛、舌尖无苔、脉细无力的表现，诊断为肝肾阴虚。方选“薛氏4号方”化裁治疗，其中黄连清利湿热，地龙、水蛭、威灵仙、丝瓜藤、海风藤活血通络，远志、石菖蒲化痰开窍，怀牛膝、桑寄生滋补肝肾。二诊守方，三诊见食欲仍差，加佩兰、炒莱菔子，以开胃进食。四诊见食欲好转，进食增多，效不更方，嘱其长期用药，密切观察病情。

【**出处**】2021 年 21 期《中医杂志》。

案 2　心肌炎

患者，男，19 岁。2014 年 3 月 14 日初诊。主诉：心悸、胸闷 1 年，加重 2 周。1 年前因感冒出现心悸、胸闷，心率 112 次/分，心电图示：窦性心动过速、ST-T 段改变，心肌酶增高(具体数值不详)，诊为“心肌炎”，经治疗(具体诊疗过程及用药情况不详)及休息后有所缓解。2 周前因劳累致心悸、胸闷症状加重。刻诊：心悸、胸闷，头晕，烦躁，乏力，失眠，饮食、二便尚可，舌红，苔黄腻，脉沉躁数寸旺(旺为有余之意，多提示实证)。肌酸激酶同工酶(CK-MB)82 单位/升，心率 106 次/分，心电图示：窦性心动过速、ST-T 段改变，血压 135/80 毫米汞柱。西医诊断：心肌炎。中医诊断：心悸；辨证：郁热内扰，兼有湿热；治法：清透郁热，祛湿。方宗新加升降散加减，处方：

僵蚕 12 克	蝉蜕 6 克	栀子 10 克	豆豉 12 克
姜黄 9 克	生大黄 4 克(后下)	连翘 12 克	薄荷 5g(后下)
茵陈 15 克	滑石 12 克		

14 剂，每日 1 剂，水煎分早晚 2 次口服。

2014 年 3 月 28 日二诊：睡眠改善，烦躁、乏力好转，心悸、胸闷、头晕减轻大半。脉弦滑，舌红、苔薄黄微腻。法宜清透郁热，着重祛湿。上方去大黄、连翘，加佩兰 12 克、石菖蒲 8 克。14 剂，每日 1 剂，水煎分早晚 2 次口服。

2014 年 4 月 11 日三诊：心悸、胸闷、头晕诸症皆减，睡眠改善，寝卧稍安，烦躁好转，乏力改善较明显。脉弦滑，舌稍红，苔薄黄。二诊方加西洋参 6 克、麦冬 15 克。14 剂，每日 1 剂，水煎分早晚 2 次口服。

2014 年 4 月 25 日四诊：偶有心悸、胸闷，失眠明显缓解，乏力改善。心率：86 次/分，血压 130/80 毫米汞柱。复查心电图示：窦性心律。CK-MB：20 单位/升。脉滑，舌淡红，苔薄黄。效不更方，守三诊方，14 剂，每日 1 剂，水煎分早晚 2 次口服。

四诊后随访 2 个月余，患者自诉已无心悸、胸闷、头晕等症，其余诸症皆好转，查心电图正常，CK-MB：20 单位/升。

【按】患者初诊时，脉沉躁数且寸旺，沉主气郁不畅，热邪不得透达，此为热郁；热郁于内，脉当躁数；寸旺当示其病位居于上，发于心肺。心悸、胸闷、眠差等，乃郁热上扰胸膈，心神不宁所致；头晕等症状皆因郁热上炎头面使然；其乏力者，盖因患者年少，气血不甚充实，且病程达 1 年之久，郁热内耗气血所致。方宜选用新加升降散。其中栀子、豆豉宣透胸膈郁热；茵陈、滑石化痰祛湿之品。二诊脉已不沉，提示气机已畅，然脉转弦滑，舌红、苔薄黄微腻，去大黄、连翘泻火通下之品，加佩兰、石菖蒲清热化痰之药，以增强透郁化湿之功。三诊舌稍红、苔薄黄示其内湿、火郁尚存，故仍守上方，但因病久，恐郁热伤气阴，故酌加西洋参、麦冬滋其气阴。四诊后随访心悸、胸闷消失，诸症皆好转。

【出处】2021 年 12 期《中医杂志》。

案 3　心衰

患者，男，72 岁，2009 年 11 月 6 日初诊。主诉：间断发作心悸、头晕、气短近 2 年。患者曾于 2007 年 2 次入院，诊断为老年性心脏瓣膜病、房颤、心力衰竭。2008 年曾于某医院诊断为肾癌，并行右肾切除。近半年来咳嗽，痰少、质黏，双下肢无浮肿，纳呆，睡眠易醒，二便可。刻诊：心悸易惊，心烦失眠，头晕、气短，咳嗽、咯痰，痰少、色白、质黏稠，纳呆。脉弦无力、寸弱尺旺、参伍不调，舌质红，苔厚腻。血压：100/30 毫米汞柱。西医诊断：心力衰竭，房颤，肾癌切除术后。中医诊断：心悸，证属气阴两虚、痰阻清阳。治法：益气养阴，升清化痰。以补中益气汤合大补阴丸加减，处方：

人参 10 克	白术 12 克	炙黄芪 15 克	当归 12 克
陈皮 10 克	茯苓 15 克	炙甘草 6 克	升麻 6 克
北柴胡 6 克	熟地黄 15 克	知母 6 克	黄柏 6 克

龟甲 20 克（先煎）　远志 10 克　炒酸枣仁 20 克　法半夏 15 克
牡丹皮 10 克　竹茹 6 克

7 剂，水煎服，每日 1 剂。

2009 年 11 月 16 日二诊：上症稍减。脉如上，尺旺按之减，舌已不红，腻苔退而未尽，舌根仍有少许滞存。上方去牡丹皮、知母、黄柏，加山萸肉 15 克、五味子 6 克、巴戟天 15 克。7 剂，水煎服，每日 1 剂。

2009 年 12 月 14 日三诊：患者药后曾出汗 1 次，上症已不显。脉转濡缓，寸弱，尺旺已平，腻苔退净。二诊方去熟地黄、龟甲、竹茹，减陈皮为 6 克。14 剂，水煎服。2010 年 6 月随访，诉药后病未复发，舌苔亦未见厚腻。

【按】患者心悸、头晕、气短、咳嗽可因多种原因诱发。李教授认为患者脉弦无力、寸弱尺旺且参伍不调，当属气阴两虚、相火亢旺于下、清阳不得升达之证无疑；然结合其舌象，可明其兼有湿热郁阻之情。此时只有益气养阴与升清化痰同施，才可冀其斩断病势，勿使缠绵。因此，方选补中益气汤与大补阴丸加减，升浮胃中之阳使脾运四旁以达，凝降肾中真元使龙相以归安。二诊时患者服药后诸症稍减，且不仅未助舌苔之厚腻，反获渐化，可见方之既投，于证暗合，此舌苔之变化亦可为养阴祛湿之佐证。三诊时因患者脉转濡缓，寸弱，尺旺已平，腻苔净退，知其相火已敛，湿热亦清，故去熟地黄之属，功专健脾益气为务，以收全功。

【出处】2017 年 14 期《中医杂志》。

薛伯寿：道尊中和，用药轻灵

薛伯寿，1936年8月生，江苏泰兴市人。主任医师、教授、博士生导师。师从著名老中医蒲辅周先生学习13载，尽得蒲老之真传，并精研中医各家之学说，勤于临床，学验具丰，精于辨证，用药轻灵，继承蒲老擅治外感热病，对“伤寒”“温病”“温疫”择优辨证掌握应用，融会贯通中求得发扬。他继承先师蒲辅周治疗外感病必先岁气，重视节候，融会贯通伤寒和温病学说的学术思想。在治外感内伤病中能注意到胃气为本及病者体质，处方用药讲究配伍，轻灵纯正。2017年6月，荣膺第三届“国医大师”称号。

案1　咳嗽

李某，男，54岁。2007年10月12日初诊：咳嗽半月余。患者于9月25日开始关节酸痛、疲劳，阵发寒热5天后出现咳嗽、痰黄黏稠，体温38℃，曾输抗生素治疗并服“麻杏石甘汤”等不效，咳时痰声不爽，昨日复受凉，打喷嚏、鼻塞、口苦、咳声重浊，大便不爽，平时喜饮酒，应酬较多。舌淡胖、有齿痕，苔黄腻少津、脉沉细弦，证属湿热内蕴、肺气不宣，治以宣通利湿、升清降浊。方用三仁汤、止嗽散合升降散加减：

杏仁9克	生薏苡仁12克	白蔻仁6克	连翘12克
桔梗10克	前胡10克	桑叶10克	荆芥穗6克
陈皮8克	蝉衣4克	僵蚕8克	姜黄8克
酒军5克	炒栀子8克	紫菀10克	百部10克
生甘草8克			

7剂。

2007 年 10 月 12 日二诊：药后咳消，体力恢复原水平，神清气爽，对烟敏感，鼻塞、喷嚏、口苦等症消，纳可，大便调，睡眠浅易醒，血压欠稳。舌暗胖，苔薄黄、有齿痕。处方：

苍白术 10 克	泽泻 20 克	法半夏 9 克	茯苓 12 克
郁金 10 克	天麻 12 克	木瓜 10 克	钩藤 10 克
炒枣仁 18 克	川芎 10 克	焦山楂 12 克	神曲 12 克
连翘 12 克	生甘草 10 克	决明子 12 克	

7 剂。

【按】嗜饮酒之人多痰热为患，舌苔为黄腻苔，用三仁汤合止嗽散宣通利湿止咳，升降散升清降浊、止咳化痰。二诊方用苍白术、泽泻祛湿化浊；痰湿化火，故加连翘清湿中之热；三七属五加科植物，有补气活血之效；山楂、决明子现代研究有降脂之用。

【出处】2012 年第 10 期《中国中医基础医学杂志》。

案 2　慢性胃炎

患者，男，34 岁。2020 年 6 月 1 日初诊。胃脘胀满不适 2 周。平素性急，工作应酬多，常饮白酒(0.25 千克/次)，偶有饮食不节即胃脘堵胀感，改清淡易消化饮食后可缓解。此次因暴饮暴食而胃脘胀满不适，眠差，纳可，但因饱胀而不敢多食。虽已戒酒半月并注意饮食，仍不见好转。刻下：晨起口苦口干、口味重，大便每日 1 行、矢气臭秽、质黏，偶有里急后重，舌边红、伴齿痕，舌苔黄腻，舌下脉络迂曲，脉弦数。2019 年 10 月胃镜示“慢性胃炎伴胃小弯、胃大弯处轻度肠上皮化生，伴局部灶淋巴细胞聚集”。曾因 HP(+)而用抗 HP“四联”疗法，未复查。中医辨证属肝胃不和、积滞内停、湿热瘀结，治当调其肝胃、祛其积滞、调畅气血，兼清湿热。方用小柴胡汤合升降散、黄芪赤风汤加减：

柴胡 12 克	黄芩 10 克	法半夏 9 克	大枣 15 克
鸡内金 12 克	木瓜 8 克	蝉蜕 6 克	僵蚕 9 克
姜黄 8 克	酒大黄 5 克	黄芪 20 克	赤芍 8 克

防风 6 克　　浙贝母 10 克　　连翘 15 克　　生姜 3 片

14 剂，每日 1 剂，水煎服。

2020 年 6 月 15 日二诊：服药后全身轻松，胃部症状减轻，饮食睡眠均好转，口味重大减，面色转佳，舌红、有轻度齿痕，苔薄白，舌下迂曲脉络已退至舌根部，近期因工作压力大，下午有乏力感，遂守方加党参 10 克，继服 14 剂。

【按】本案患者平素饮食不节，肠胃自伤，以致湿热蕴结中焦，兼有瘀滞，运化失常。故以小柴胡汤为基础方加减。药用柴胡、黄芩、法半夏疏肝清热燥湿；木瓜、鸡内金解痉助消化；连翘、浙贝母清热解毒、利湿化痰；升降散清三焦湿热，调畅气机；黄芪赤风汤活血化瘀，起协同作用。全方谨守肝脾同调之义，气血兼顾，收效良好。

【出处】2021 年第 12 期《中国中医药信息杂志》。

王自立：上清下达，扶正祛邪

王自立，1936年9月生，甘肃泾川人。主任医师，博士研究生导师。王老承庭训，遵仲景，法东垣，研《内经》、探《伤寒》，业医60余年，医术精妙，精通临床诸科，尤擅中医脾胃病、肝胆病、热病血证等的治疗。提出“一源三歧”理论，“一源”，即脾胃，因饮食不节，或劳倦伤脾；或思虑伤脾，导致脾失健运，酿生湿热，而湿邪下注于下焦(大肠、胞宫、膀胱)——“三歧”而出现3种不同的疾病。2022年7月，荣膺第四届“国医大师”称号。

案1　胃脘痛

刘某，男，65岁，胃脘胀满疼痛半年。2010年9月15日初诊：患者平素嗜食肥甘，近半年来胃脘胀满不适，时作胀痛，口苦、口中黏腻，不思饮食，大便黏滞不爽，舌质红，苔黄腻微，脉滑而数。证属：湿热阻滞，胃气不和。治则：清热化湿，调中和胃。处方：柴平汤化裁。药物组成：

柴胡10克　黄芩10克　苍术15克　厚朴10克
半夏10克　陈皮10克　茯苓10克　麦芽10克
石菖蒲15克

水煎分服，每日1剂。

2010年9月23日二诊：胃脘胀满减轻，胃疼痛，时有烧灼感，食纳增加，晨起口苦，舌质淡，苔薄黄，脉滑数，上方加连翘15克、竹叶6克，继服。

2010年10月9日三诊：服药月余患者胃脘胀满明显减轻，无胃痛，舌质淡，苔微腻，脉滑。原方去柴胡、黄芩、连翘、竹叶继服半月。

【按】患者嗜食肥甘，酿生湿热，湿热中阻，胃气阻滞，则生胀痛。土壅木郁，肝胃郁热，则口苦而黏，治以清热化湿，调中和胃湿，方以柴平汤化裁，柴胡舒肝解郁而发散，可使邪热外散，黄芩清热泻火，使热从内彻，平胃散健脾燥湿，行气和胃，使湿从中化，加连翘、竹叶加强清热之力，加麦芽、石菖蒲加强化湿之功，使湿热分消。王教授此案的总体思路是肝胃同治，湿热分消。

【出处】2014 年第 11 期《西部中医药》。

案 2 口腔溃疡

陈某，女，29 岁，发作性口腔溃疡、口周疱疹 1 年。于 2009 年 5 月 20 日初诊。患者自诉口腔溃疡、口周疱疹反复发作 1 年(上腭、舌下)，口腔溃疡发作即腹泻，此次先腹泻后出现溃疡，食纳可，大便稀薄、臭秽，小便黄，舌尖红，苔薄白，脉沉。中医诊断：口疮。证属：肠道湿热，邪热上犯。治则：清热利湿。处方：葛根黄芩黄连汤化裁。药物组成：

葛根 15 克	黄芩 10 克	黄连 5 克	白头翁 30 克
马齿苋 30 克	秦皮 10 克	木香 10 克	淫羊藿 30 克
薏苡仁 30 克	茯苓 30 克	桂枝 5 克	

7 剂，水煎分服，每日 1 剂。

二诊：口腔溃疡、口周疱疹已愈。大便调，舌质淡，苔薄白，脉沉。处方如下：

葛根 10 克	黄芩 10 克	马齿苋 15 克	木香 5 克
石菖蒲 10 克	麦芽 15 克	淫羊藿 15 克	香附 10 克

7 剂，水煎分服，每日 1 剂。

【按】此案王教授以葛根黄芩黄连汤化裁治之，疗效显著。葛根黄芩黄连汤出自《伤寒论》，其曰："太阳病，桂枝证，医反下之，利遂不止。脉促者，表未解也。喘而汗出者，葛根黄芩黄连汤主之"。利遂不止，脉促者，实为里热也，既为里热在下可表现为下利臭秽，肛门灼热，在上可表现为口腔溃疡、口周疱疹。患者主诉是口腔溃疡，王教授未以常法治之，而投以清肠止泻之剂，使热清利止，口腔溃疡自愈。

【出处】2014 年第 8 期《西部中医药》。

刘祖贻：新方妙术，随证加减

刘祖贻，1937年7月生，湖南省安化县人。中医世家，自幼随父学医。注重经验积累，逐步形成了独创的学术见解。通过多年探究温病的发展，首次提出了温病学说的发展并不晚于伤寒学说的观点。是中国最早的中医免疫学研究者之一。对推动中医免疫学的发展起到了积极作用。他还对内、妇、儿科疾病，尤其是神经系统疾病的辨治颇有心得，提出以六辨七治为主体的脑病辨治体系，并擅长从肝肾论治脑病。2014年10月，荣获全国第二届"国医大师"称号。

案1　类风湿性关节炎

刘某，男，51岁。初诊日期：2008年10月9日。患者手指、腕关节肿痛3年余。患者自毕业后分配至林场工作，环境潮湿。3年前起，出现手指、腕关节疼痛，始则痛处游走，久而手指、腕、肘关节肿痛，甚而僵硬变形。某医院诊断为类风湿关节炎，多方治疗未效。就诊时症见：手指、腕、肘多个关节肿大畸形，肿胀热痛，有晨僵；舌紫暗，苔白黄，脉沉滑。辨证：湿热毒邪痹阻筋骨；治法：清解湿毒，蠲痹止痛；方以五藤蠲痹饮加减。处方：

忍冬藤30克　络石藤30克　秦艽10克　豨莶草10克
青风藤30克　威灵仙30克　水桑枝15克　露蜂房10克
全蝎10克　川芎10克

每日1剂，水煎，分2次服。

2008年10月23日二诊：手指、腕关节肿胀、热痛减，晨僵亦缓。上方去水桑枝，加乌梢蛇15克。

2008年11月7日三诊：手指、腕关节肿胀、热痛明显缓解，晨僵已无。因其痛已久，故加化瘀之品。处方：

忍冬藤 30 克　络石藤 30 克　青风藤 30 克　鸡血藤 30 克
威灵仙 30 克　乌梢蛇 15 克　全蝎 10 克　制乳香 10 克
制没药 10 克　川芎 10 克

2008 年 12 月 21 日四诊：关节痛已除，手指、腕关节屈伸已利。上方加黄芪 15 克、当归 10 克，以补益气血。后以此方调理半年余，关节痛未再发。

【按】本案为类风湿关节炎典型案例，患者因居处潮湿，兼以卫外不固，湿邪侵入而起病。其阻滞者，一因外感之湿邪深入络脉、经脉，阻碍营卫运行；二因气机缓滞，内生瘀血、湿浊，留滞筋骨。诸外感、内生之毒邪痹阻肢节筋骨，郁而化热，故关节肿胀热痛遂作，更损伤骨骱，致关节畸形。因其为热痹，故选清通之品如忍冬藤、络石藤、豨莶草等清解热痹，入川芎活血化瘀而止痛。二诊时，更入乌梢蛇，加强止痛祛风湿之力。三诊时关节诸症缓解，遂去秦艽、豨莶草，入鸡血藤以加强养血荣络之力，更入乳香、没药通络止痛为治。因诸祛湿通络之治，至四诊时，关节肿痛已消失，但仍须巩固疗效，守通泄之法；复因邪气久停筋脉，营卫已伤，故入黄芪、当归益气补血，扶正以助祛邪。

【出处】2014 年第 4 期《上海中医药杂志》。

案 2　腺性膀胱炎

张某，男，43 岁。初诊日期：2006 年 7 月 14 日。患者因反复尿频、尿急、尿痛伴排尿困难 1 余年来诊。患者 1 年前无明显诱因出现尿频、尿急、尿痛，伴血尿、腰部胀痛，经抗感染治疗无效，在当地医院行 CT、膀胱镜及静脉肾盂造影检查，均提示膀胱肿瘤，遂行膀胱肿瘤切除术及双侧 D-J 管内置术。术后病理检查示：膀胱炎，黏液囊肿形成，灶性移行上皮轻度非典型增生，诊断为囊腺性膀胱炎。术后给予化疗药物膀胱灌洗治疗，尿急、尿痛等症状一度缓解，但此后反复发作，需每 1~2 个月行膀胱镜下手术及药物灌洗，症状方可缓解。2005 年 11 月查 B 超示：膀胱壁局限性增厚，增厚长度约 65 毫米，最厚处 13 毫米。患者因手术频繁且术中膀胱疼痛明显，遂来刘师处求中医治疗。刻诊：尿痛，尿频急，尿色深，腰酸胀；舌红有裂纹、瘀点，苔薄、中部焦黄，脉细。西医诊断：腺性膀胱炎；中医诊断：淋证(热淋)；辨证：瘀热内停，湿热下注；治法：凉血活血，清热利湿。处方：

生地黄10克	赤芍药10克	石韦30克	海金沙12克
野菊花10克	车前草10克	丹参10克	三七粉5克(冲)
白茅根30克	陈皮10克	甘草7克	白花蛇舌草30克

7剂，每日1剂，水煎，早晚分服。

2006年8月11日二诊：患者服上方7剂后症状改善，未续方治疗，又出现尿痛、尿色清、量不多。诊见舌红有裂纹，苔薄黄，脉弦细。上方去海金沙、陈皮、甘草，加重楼30克、炒麦芽30克、北山楂15克。

2006年8月25日三诊：尿痛减轻，尿量增多，尿色正常；舌、脉如前。处方：

地龙10克	丹参30克	臭牡丹30克	白花蛇舌草30克
泽兰10克	石韦30克	金银花15克	三七粉5克(冲)
莪术12克	炒麦芽30克	香橼皮10克	北山楂15克

2006年9月8日四诊：尿痛基本消失，舌、脉如前。处方：

石韦30克	瞿麦30克	海金沙15克	干地龙10克
丹参15克	赤芍药10克	莪术10克	白花蛇舌草30克
臭牡丹30克	炒麦芽15克	香橼皮10克	北山楂15克

2006年9月29日五诊：尿痛消失，舌、脉如前。9月26日复查B超示：膀胱壁后壁局限性增厚，范围约55毫米，较厚处8毫米(与前次比较，厚度变薄)。处方：

石韦30克	瞿麦30克	金钱草12克	三七粉5克(冲)
丹参15克	赤芍药10克	莪术9克	白花蛇舌草30克
臭牡丹30克	山慈姑15克	生牡蛎15克	炒麦芽15克
佛手片10克	北山楂15克		

2006年11月3日六诊：间断服药，现尿量偏少，自觉膀胱处不适感；舌苔黄燥，脉细缓。处方：

生地黄10克	赤芍药10克	丹参15克	三七粉3克(冲)
石韦30克	瞿麦30克	海金沙10克	猪苓10克

重楼15克　　浙贝母10克　　莪术10克　　白花蛇舌草30克
滑石10克　　甘草5克

2006年11月17日七诊：尿量已正常，膀胱不适感减轻；近来两胁胀，腰胀；舌苔黄干，脉细缓。B超检查提示胆结石。处方：

柴胡10克　　白芍药10克　　郁金10克　　醋延胡索15克
瞿麦30克　　石韦30克　　海金沙12克　　三七粉3克（冲）
鸡内金10克　　莪术10克　　滑石10克　　白花蛇舌草30克
甘草5克

此后，以四诊方、六诊方为基础加减调治。现患者仅间断服药，中药治疗迄今已3年，虽偶有尿不适感，但未再行手术治疗。

【按】腺性膀胱炎是一种较为少见的良性膀胱上皮化生性疾病，其病理机制为膀胱移行上皮黏膜和黏膜下层的黏膜腺增生失调。本病可归属于中医学“淋证”范畴。刘师认为其主要病机为湿热、毒瘀，故在首诊时以清热通淋、凉血活血立法并处方。方中生地黄、赤芍药为凉血活血主药，佐以丹参、三七加强活血化瘀之力；石韦、海金沙清热解毒、利水通淋，佐以车前草、白茅根利水清热凉血，白花蛇舌草、野菊花清热解毒，陈皮理气。二诊更加重楼，旨在加强苦泄解毒、凉血祛风之力；加麦芽、山楂意在助脾胃运化，顾护中焦，且防大队寒凉药重伤脾阳。三诊时，因尿色已清、尿痛减，考虑血热减，遂去生地黄、赤芍药、茅根，入地龙、丹参、莪术活血化瘀、通络止痛。四诊时尿痛已止，仍以石韦、瞿麦等清利湿热，地龙、丹参等活血化瘀，白花蛇舌草、臭牡丹等清热解毒，麦芽、山楂等助化和中，以巩固疗效、防止病情反复。其后随证加减治疗，膀胱不适感明显时入生地黄、赤芍药等。患者经中药调治3年，病情基本控制，无需再行手术治疗。

【出处】2010年第4期《上海中医药杂志》。

禤国维：滋肾育阴，清热解毒

禤国维，1937年11月生，广东佛山人。主任医师，教授，博士研究生导师。长期致力于皮肤病的临床实践，对中医补肾法的理论有深入研究，应用补肾法治疗皮肤疑难病，取得满意的疗效。作为岭南皮肤病流派代表性传承人，治疗方法上注意创新，系统整理挖掘各类外治法，丰富了中医皮肤病外治法的治疗体系和手段。他还将中医皮肤病的外治法根据其治疗操作的方式及配合药物的情况概括为药物外治法、针灸疗法和其他疗法3大类，全面系统地归纳了中医皮肤病外治法，形成了专著，影响广泛。2014年10月，荣膺第二届“国医大师”称号。

案1　湿疹

患者，男，40岁，2020年1月10日初诊。主诉：躯干、四肢反复红斑、丘疹、水疱伴瘙痒10余年，加重半年。刻下症：四肢躯干散在红斑、丘疹，皮疹对称分布，伴瘙痒，纳眠可，二便调，舌淡红，边齿印，苔薄黄，脉弦细。西医诊断：湿疹；中医诊断：湿疮（风湿热证），治以疏风清热，健脾利湿为法，予皮肤解毒汤加减，处方：

乌梅15克	徐长卿15克	防风15克	紫苏叶15克
甘草10克	苦参15克	北沙参30克	茯苓20克

21剂，每日1剂，水煎服。外用复方蛇脂软膏，1克，每日2次；外用消炎止痒霜，1克，每日2次。

2020年3月4日二诊：用药后红斑、丘疹、水疱较前消退，瘙痒减轻，停药后皮疹复发，四肢躯干均有新发，仍有瘙痒，四肢皮疹有少量渗液，舌淡红，苔白，考虑热邪已去，辨证为脾虚湿蕴证，原方基础上加五指毛桃15克以加强益气健脾燥湿之效。21剂，每日1剂，水煎服。

2020年4月10日三诊：用药后瘙痒较前明显减轻，旧皮疹水疱干涸，躯干、四肢可见淡红斑疹，部分皮疹肥厚，呈苔藓样变，舌淡红，苔白。前方五指毛桃用量加至30克以加强健脾祛湿之功。28剂，每日1剂，水煎服。服药28剂后红斑、丘疹基本消退，局部遗留色沉，未见水疱渗液，无明显瘙痒。

【按】本案患者病程长约10余年，反复难愈，近期皮疹加重，有水疱渗液，考虑为慢性湿疹急性发作，属本虚标实，正气不足，脾失健运，又感受风湿热邪。禤国维遵循“解毒”“和肤”的治疗原则，初诊方用皮肤解毒汤加减，方中乌梅性酸收敛，生津解毒；徐长卿、苦参清热除湿解毒；防风、紫苏叶解表祛风，与乌梅合用，一散一收，荡涤在表之邪毒；北沙参清热养阴，以防清热除湿太过伤阴；茯苓淡渗利湿；甘草调和诸药；全方共奏清热除湿解毒之功。用药后皮疹及瘙痒症状好转，但仍有反复，考虑久病伤脾，急当顾护中焦脾胃，才能运化湿邪，故加入五指毛桃加强健脾益气祛湿之效，起到标本兼治的作用。

【出处】2021年第10期《中医药导报》。

案2　脂溢性脱发

患者，柯某，男，25岁。于2017年5月18日广东省中医院皮肤科门诊就诊。主诉：脱发9年多，伴头皮油腻多年。自诉年少时头发即稀疏，9年前开始脱发，常因脱发问题焦虑不安，曾服用过非那雄胺、米诺地尔等西药，中药多以疏肝活血、清热祛湿化痰之品治疗，疗效均欠佳，其父亦有脱发病史。现见：额角、头顶头发稀疏，头皮油腻，瘙痒难忍，心烦，纳可，眠差，大便稀溏，每日2~3次，舌红，苔黄腻，脉弦数。西医诊断为脂溢性脱发，中医诊断为虫蛀脱发，辨证为肝肾不足、湿热内蕴型。初诊方：

松针15克	昆布15克	女贞子15克	丹参20克（后下）
蔓荆子15克	桑白皮15克	旱莲草20克	侧柏叶15克
生地黄15克	茯苓20克	桑叶15克	薄树芝15克
布渣叶15克	甘草10克	酸枣仁20克	薏苡仁20克

每日1剂，7剂，水煎分2次口服。中成药予固肾健脾生发口服液（组成：首乌、女贞子、菟丝子、桑椹子、黄芪、白术、山楂、甘草，每支10毫升，批号：20080147）每次10毫升，每日2次，口服；七叶神安片（每片含三七总皂苷100毫克，批号：Z44022694）每次100毫克，每日3次，口服；金粟兰搽剂（组成：肿节风，批号：20080050）每日外搽头皮，每日2次；茶菊脂溢性洗液（组成：茶籽、薄荷、菊花，批号：20080109）与普通洗发液1∶1混合，外洗，每周2次。并要求患者须注意休息，避免过度紧张和熬夜，少食甜食、油腻、燥热的食物，少食鲤鱼、鲮鱼、深海鱼、虾蟹、牛羊肉、公鸡、鹅、鸭、榴莲、芒果、菠萝、竹笋、芹菜、韭菜等。

2017年5月25日二诊：头发仍有脱落，但整体感觉较好。现见：额角、头顶头发稀疏，头皮油腻有改善，伴瘙痒，纳可，眠一般，大便稀，舌偏暗红，苔黄腻，脉弦数。治宜补肾健脾，清热祛湿。方药：

松叶15克	昆布15克	女贞子15克	丹参20克（后下）
北沙参20克	蔓荆子15克	旱莲草20克	蒲公英15克
白芍15克	茯神20克	桑叶15克	薄树芝15克
甘草10克	蕤仁15克	救必应15克	

每日1剂，28剂，水煎分2次口服。中成药予固肾健脾生发口服液内服；止痒生发酊（组成：鱼腥草、白芷、薄荷，批号：20080029）每日外搽头皮；茶菊脂溢性洗液、硫黄脂溢性洗液（组成：升华硫等，批号：20080107）外洗。患者头皮油腻有改善，但舌偏暗红，苔黄腻，脉弦数，湿热之邪仍偏盛，故在原方去布渣叶、生地黄、侧柏叶、桑白皮、薏苡仁，改用蒲公英15克、救必应15克清热祛湿。患者睡眠改善，故易茯苓为茯神宁心安神。蕤仁与山萸肉相似，性微寒、味甘，可养肝肾之阴，兼明目、疏风散热，如长期使用酸枣仁、山萸肉过酸对胃有刺激，故易酸枣仁为蕤仁，加强滋阴养心安神的作用；北沙参秉金水之精气，益肺气滋肺阴于皮毛，有止痒之效。

2017年7月13日三诊：脱发较前减少，少许新发生长。现见：额角、头顶头发稀疏较前好转，头皮油腻、瘙痒较前好转，纳可，眠可，二便调，舌偏暗红，苔腻，脉弦数。患者症状已有好转，继续守方，患者二便已调，故原方去白芍，加用防风祛风止痒。中药处方：

松针 15 克	昆布 15 克	女贞子 15 克	丹参 20 克(后下)
北沙参 20 克	蔓荆子 15 克	旱莲草 15 克	防风 15 克
蒲公英 15 克	茯苓 20 克	桑叶 15 克	薄树芝 15 克
甘草 10 克	蕤仁 15 克	救必应 15 克	

每日 1 剂，28 剂，水煎分 2 次口服。中成药予固肾健脾生发口服液内服；酮康唑洗剂(每克含酮康唑 20 毫克，批号：H20000588)、茶菊脂溢性洗液外洗；西药依巴斯汀片(每片 10 毫克，批号：H20040119)每次 10 毫克，每日 1 次，口服。

2017 年 8 月 14 日四诊：脱发较前减少，头顶处可见毳毛，头皮已无油腻感，瘙痒较前减轻明显。纳可，眠可，二便调，舌偏暗红，苔腻，脉弦数。效不更方，守上方。每日 1 剂，28 剂，水煎分 2 次口服。中成药予固肾健脾生发口服液内服，酮康唑洗剂、茶菊脂溢性洗液外洗，口服西药依巴斯汀片。

2018 年 1 月 3 日五诊：脱发好转情况明显，头顶处可见量多毳毛，头皮偶有瘙痒，纳可，眠差，二便调，舌暗红，苔白稍腻，脉弦数。拔毛实验(-)，继续治疗。中药处方：

松叶 15 克	首乌藤 15 克	女贞子 15 克	丹参 20 克(后下)
太子参 15 克	旱莲草 20 克	玄参 15 克	防风 15 克
茯神 20 克	桑叶 15 克	薄树芝 15 克	甘草 10 克
蒲公英 20 克	龙齿 30 克(先煎)	茵陈 15 克	

每日 1 剂，28 剂，水煎分 2 次口服。中成药予固肾健脾生发口服液内服。患者脱发情况明显好转，瘙痒减轻，湿热状况改善，眠差，故去北沙参、昆布、茯苓、蔓荆子、蕤仁、救必应，改玄参清热凉血，加太子参 15 克健脾，首乌藤 15 克、茯神 20 克养心安神，龙齿 30 克重镇安神，平调阴阳以达安神定志之效；加茵陈、蒲公英等清热解毒，利湿祛浊。

2018 年 3 月 9 日六诊：头发较 2017 年生长稠密，头顶部仍有脱落，但后枕部基本正常。眠差，舌淡暗，苔薄白，脉弦细。中药处方：

松叶 15 克	女贞子 15 克	丹参 20 克(后下)	太子参 15 克
旱莲草 20 克	玄参 15 克	防风 15 克	茯神 20 克
桑叶 15 克	薄树芝 15 克	甘草 10 克	延胡索 20 克

每日1剂，28剂，水煎分2次口服。患者因家事焦虑，眠差，去首乌藤，改用延胡索疏肝解郁，活血化瘀，“以通为补”，大剂量可使用至20克，改善睡眠的功能更佳。随访至2018年8月3日，患者病情稳定，病患处头发稠密生长，恢复良好。

【按】禤老认为患者年少时头发稀疏，先天禀赋不足，因脱发久治不愈，致性情急躁，夜卧不安。肾藏精、肝藏血，肝肾同源，精血互生，而发为血之余，赖精血滋养。故认为本患者属先天肾阴本不足，郁结气滞伤肝血，肝肾精血不足，头发失其濡养，加上广州地区气候潮湿炎热，湿热之邪阻塞气机，气机郁滞不畅，血行受阻，兼湿热瘀阻，属典型的虚实夹杂证。治疗上，以平调阴阳、平补肝肾、益气健脾为主，力求滋水益精以涵木，健脾益气以生血，培补后天资先天，兼顾清热祛湿、活血化瘀。二诊以二至丸为主方加减治疗，取其平补肝肾。禤老取象比类，认为昆布、松针均形似毛发，可“以形补形”，将昆布、松针作为脱发病治疗的特色用药。有研究表明，松针中含有大量的原花青素，具有抗氧化、抗血小板聚集、促毛发生长等功效，可诱导休止期毛发再生。昆布主要含有藻胶酸、各种氨基酸等成分，毛发的主要成分为角质蛋白，亦由多种氨基酸组成，有养发生发之效。禤老治疗脂溢性脱发时常配伍丹参、蔓荆子，认为丹参活血通窍，可通利毛窍，促进湿浊瘀毒外排。现代药理学亦证明丹参有明显的加强毛囊营养，抗雄性激素的作用。同时，禤老认为丹参治疗脱发的有效成分是丹参酮，由于丹参酮是脂溶性的，高温久煎就会被破坏，因此丹参煎煮方法为“后下”。蔓荆子疏风清热，可上行头面部，同时蔓荆子也为脂溶性，可以帮助丹参酮的吸收，因此两者常为药对，有助于引药上行，活血通窍，直达病所。头发油腻者多加用桑白皮、侧柏叶、桑叶清泻肺热，加用生地黄，以达清热凉血、滋阴养发之效。用薄盖灵芝（即薄树芝）取代普通灵芝，为多孔菌科灵芝属的一种真菌，味甘、性平，具有补气安神功效，因薄盖灵芝不仅疗效倍增，且口感较好。因南方天气炎热，雨水充沛，易脾虚湿热内生，易腹痛、大便稀溏，故用布渣叶等岭南道地药材，加用茯苓、薏苡仁健脾渗湿。因患者心烦不寐，故加用酸枣仁，柔肝养心安神。禤老运用此药时，言量大方效，至少用20克，患者如无慢性胃病，出现纳呆、反酸、嗳气等不适，可逐渐用至35克。全方合用，共奏平补肝肾，攻补兼施之效。金粟兰搽剂、茶菊脂溢性洗液外用，共奏祛湿清热、活血生发之功。

【**出处**】2020 年第 4 期《中国中西医结合杂志》。

案 3　外阴硬化性苔藓

患者，女，47 岁。2018 年 4 月 10 日初诊。患者 5 个月前外阴大阴唇内侧见红斑糜烂，自觉剧烈瘙痒刺痛，曾多方就医，反复抗真菌、抗过敏、抗感染治疗无效。后行皮肤组织病理学检查示：表皮角化过度，未见毛囊角栓，棘层萎缩变薄，局灶性基底细胞液化变性；真皮浅层水肿，胶原纤维均质化，可见淋巴细胞浸润。结合临床诊断为外阴硬化性苔藓，予外用氢化可的松软膏、口服甘草酸苷片等治疗，效果欠佳，皮损面积逐渐扩大，遂至广东省中医院皮肤科就诊。刻下：患者外阴皮肤潮红、糜烂，局部可见色素脱失斑，并伴少许萎缩变薄，自觉患处瘙痒难忍，少量黄白带，口苦，纳眠差，小便短赤，大便干结，舌红，苔黄腻，脉弦滑而数。查体：外阴局部红肿、糜烂，少许渗出，大阴唇内侧见色素减退斑片，皮肤少许萎缩变薄。西医诊断：外阴硬化性苔藓；中医诊断：阴疮(肝经湿热)。治以清热疏肝，祛湿解毒止痒。处方：

白花蛇舌草 15 克　赤芍 15 克　生地黄 15 克　石上柏 15 克
徐长卿 15 克　莪术 15 克　北沙参 20 克　土茯苓 20 克
玄参 20 克　肿节风 20 克　乌梅 10 克　紫草 10 克
甘草 10 克

共 14 剂，每日 1 剂，早晚分服，配合紫草油外擦，每天 1～2 次。嘱患者保持心情舒畅，忌辛辣刺激食物。

2018 年 4 月 22 日二诊：患者外阴红肿减轻，自觉瘙痒刺痛较前缓解，白带较前减少，大便偏稀，1 天 3 次，余症基本同前。查体：外阴轻度红肿，糜烂面缩小，未见明显渗出，大阴唇内侧见萎缩性白斑。处方：前方去紫草，加薏苡仁 20 克、百合 15 克、芡实 20 克，继服 14 剂，余治疗同前。

2018 年 5 月 13 日三诊：患者自觉瘙痒可忍受，白带正常，二便调。

查体：外阴轻度潮红，未见明显糜烂，无渗出，大阴唇内侧白斑面积无明显扩大。处方：前方基础上，白花蛇舌草、徐长卿、百合加至20克。配合飞扬洗剂熏洗，继续紫草油外擦。患者服药后无不适，连续治疗3个月后外阴白斑面积逐渐缩小，仅月经后时有少许瘙痒。嘱定期门诊复诊。

【按】本案患者为绝经期女性，平素情志不畅，肝气郁结，郁而化火，则心烦少寐，口苦；且肝郁辱土，以致食欲不振；脾虚生湿，湿性趋下，导致湿热下注，故见外阴潮红、糜烂、渗出、瘙痒。该患者病程处于疾病早期阶段，辨证属肝经湿热证。禤教授以清热疏肝、利湿解毒止痒为法，佐以健脾、安神，临床疗效显著。二诊时患者症状好转，大便偏稀，考虑与部分药味偏苦寒有关，故在前方基础上去紫草，加薏苡仁、芡实以健脾除湿止泻；乌梅加量以增强“去死肌，蚀恶肉”之力；加百合行宁心安神之效。三诊患者外阴红肿、糜烂等症状明显改善，仍有瘙痒不适，故白花蛇舌草、徐长卿加量以除湿止痒。患者连续用药3个月症状基本消失后自行停药。考虑该病长久难愈、肝肾阴精耗损、无法充分濡养皮肤所致，故此阶段仍需嘱定期门诊复诊，治疗以补益肝肾、除湿止痒为主。

【出处】2020年第6期《中国医药导报》。

案4　扁平疣

吴某，男，30岁，2017年7月20日初诊。主诉：全身皮肤多处疣状赘生物7年。现病史：患者7年前开始颜面部出现淡红色扁平丘疹，无瘙痒，后逐渐蔓延至手背、小腿皮肤，夏季加重，曾于外院多次行激光、冷冻、外用药物（具体不详）等治疗，未见明显好转，遂至我院门诊就诊。现症见：颜面部、前胸、手背、前臂、小腿散在绿豆大小的皮色扁平隆起性丘疹，椭圆形，表面光滑，无明显瘙痒，平素胃纳可，睡眠一般，小便正常，大便偏干。舌质红，苔微黄腻，脉细弦。西医诊断：扁平疣；中医诊断：扁瘊病（湿毒热盛，气阴两虚）。治则：以清热祛湿解毒为主，健脾益气扶正为辅。处方：

薏苡仁 30 克	牛蒡子 15 克	诃子 15 克	白芍 15 克
蒲公英 15 克	板蓝根 15 克	白花蛇舌草 15 克	重楼 10 克
鸡内金 20 克	麦冬 15 克	珍珠母 20 克（先煎）	甘草 10 克
薄盖灵芝 15 克	太子参 15 克	乌梅 10 克	

共 14 剂，每日 1 剂，水煎服。外用院内制剂疣毒净乳膏合尿素乳膏 1∶1 混合外擦皮疹处，每日 2 次。

2017 年 8 月 24 日二诊：扁平丘疹较前变平、变淡，纳眠可，二便正常。舌质红，苔薄黄，脉弦。续服前方，共 14 剂，另外加服院内制剂疣毒净胶囊，5 粒 1 次，每日 3 次。

电话随访，自诉按原方续服，巩固疗效，原皮疹基本变平，遗留色素沉着。

【按】本病案患者，为腠理不固，外感邪气，湿毒热盛，蕴结肌肤而发，故见全身多处疣状赘生物；舌质红，苔微黄腻为湿热阻滞之象；病久耗气伤阴，故见脉细弦、大便偏干。治以清热解毒、健脾祛湿、益气养阴为法，在自拟扁平疣经验方基础上加薄盖灵芝、太子参以扶正固本祛邪，现代药理研究表明薄盖灵芝具有调节机体免疫功能的功效；加麦冬润肺生津；乌梅，性味酸、涩、温，无毒，《本经》中谓“主死肌，去青黑痣，蚀恶肉”，除了能敛肺养阴，尚有软坚消结、去腐生新之效。院内制剂疣毒净胶囊主要成分是板蓝根、虎杖等，有解毒燥湿散结、益气扶正消疣的功效；而疣毒净霜主要成分为鸦胆子、莪术等，具有腐蚀疣体、清热解毒、祛瘀散结的作用。内外合治，标本兼顾，调和气血，祛邪外出，以达治疗目的。

【出处】2019 年第 2 期《四川中医》。

周学文：清热化湿，健脾和胃

周学文，1938年1月生，辽宁辽阳人。主任医师，教授、博士生导师。临证60余载，躬耕于科研，参寻于医道，上塑岐黄之道，下逮诸家之说，谙熟方药，学验具丰，特别是在中医药防治脾胃病方面，革新了以往的病因学说，创新性地提出“消化性溃疡以痈论治”“热毒理论”等学术思想。曾建立了15种常见急症的中医辨证诊疗常规，主持研制36种制剂，“消痈溃得康颗粒剂”等3种新药，获得国家中药新药证书。2017年6月，荣膺“国医大师”称号。

案1 腹胀

患者某，女，64岁。初诊于2011年7月18日。主诉：食后腹胀2月余，伴腹泻4天。现症见：患者近2个月食后腹胀，伴腹泻4天，夜内口苦，时有口甜，便内无黏液脓血，无腹痛。舌质红，苔黄腻两侧薄，脉沉弦。患者自述因服用含柴胡等药物汤剂处方（具体不详）不适，遂来就诊。诊断：腹胀（湿热困脾证）。治以清热化湿，健脾和胃。处方：

胡连6克	白芍10克	黄芪10克	甘草3克
淡竹叶3克	厚朴6克	神曲10克	炒麦芽10克
砂仁6克（后下）	白豆蔻6克	鸡内金10克	

6剂，2日1剂，早晚各服1次。

患者二诊自述服药诸症减轻，又予前方6剂，嘱其尽剂停药。

【按】患者口苦，脉沉弦，苔虽黄腻，但黄而不显，似有肝郁之象，但其口中时苦时甜，主症食后加重，可知其脾胃之气已弱，应以祛湿热、健脾胃为主。但因患者脾胃已弱，应慎用苦寒，故仅予胡黄连，辅以淡竹叶、厚朴轻剂清利中焦，黄芪补其中焦之气，白芍、甘草柔肝止痛。但由于湿为主邪，故甘草仅3克防其助邪。又予神曲、炒麦芽、鸡内金助胃降浊化物，砂仁、豆蔻助阳醒脾健运。

【出处】2020年第11期《中华中医药杂志》。

案2　慢性腹泻

患者某，女，35岁，某外企前台工作人员。2015年12月9日首诊，主诉：腹泻、腹痛反复发作半年，加重3日。病史：半年前因工作劳累，饮食不规律出现大便溏薄，未引起重视，后泄泻愈加明显，尤以劳累、情绪波动后为甚，3日前与人争吵后腹泻加重，为求诊疗来诊。现症见：腹泻、腹痛，以右下腹疼痛为剧，泻后痛减，形体适中，急躁易怒，两胁胀痛，纳差，口中黏腻，舌根部有片状小溃疡生成，小便色赤，大便溏，每日3~4次，失眠多梦，舌质红，苔黄腻，脉弦，滑数，腹部无压痛反跳痛，胃镜示：所见上消化道黏膜未见异常，肠镜示：所见结肠黏膜未见异常。西医诊断：腹泻型肠易激综合征(IBS-D)。中医诊断：泄泻，证属肝郁脾虚，郁而化热，致心火炽盛，湿热内蕴。治法为健脾益气，泻热除烦，渗湿止泻。方用复方石榴皮煎剂加减。处方：

黄芪10克	黄连6克	陈皮10克	防风10克
木香10克	白芍10克	石榴皮10克	白术10克
栀子10克	淡竹叶10克	合欢花10克	土茯苓25克

3剂，水煎服，2日1剂。

2015年12月16日二诊：烦躁易怒，两胁胀痛症状明显减轻，右下腹痛不明显，舌部溃疡痊愈，夜寐可，小便调，大便不成形，每日2次，纳呆。方证相符，热退湿存，原方去栀子、淡竹叶、土茯苓，加白扁豆10克、炒薏苡仁15克增加健脾利湿之功，7剂，水煎服，2日1剂，2周后复诊，患者饮食可，心情舒畅，大便每日1次，愈。

【按】患者因工作繁忙，饮食不规律，损伤脾胃，脾失健运，水走肠间，故见纳差，大便溏薄，情志不畅，肝失疏泄，郁而化热，致心火炽盛，故见心烦易怒，两胁胀痛，口舌生疮，失眠多梦。初诊用复方石榴皮煎剂，健脾益气，理气化湿，涩肠止泻，土茯苓健脾利湿，栀子、淡竹叶清心除烦，清热利湿，加合欢花，畅情志解郁安神。二诊时，郁热之象减轻，故去栀子、淡竹叶、土茯苓，加白扁豆、薏苡仁增强健脾止泻。

【出处】2019 年第 12 期《中国中西医结合消化杂志》。

洪广祥：清化湿热，宣畅肺气

洪广祥，1938年12月生，江西省婺源县人。教授、主任中医师、博士生导师。从医近60年来，洪广祥创造性地形成了自己独特的思想体系和临床风格，系全国中医呼吸专业创始人之一。其代表性的创新学术思想和观点有："痰瘀伏肺"为哮喘发病的宿根；哮喘发病的"三因学说"；全程温法防治哮病；"治肺不远温"；"宗气不足"是慢性阻塞性肺病发生、发展的关键因素等。独创了许多颇有疗效的经验方。如蠲哮汤、益气温阳护卫汤、丹赤紫草汤、补元汤、复方参蛤片、蛭散胶囊、温肺煎、寒咳宁、清咽利窍汤、干咳宁、窍痒煎、咳喘固本冲剂等。2014年10月，荣膺第二届"国医大师"称号。

案1　咳嗽

郭某，男，79岁，2019年5月29日初诊。患者自述咳嗽1周，夜咳甚，干咳为主，无鼻塞流涕，有咽痒，胸闷，口干口黏，二便平，舌红，苔花剥黄腻，脉濡数。查体：咽红，充血。双肺呼吸音清晰。中医诊断：咳嗽(湿热郁肺证)。治法：清化湿热，宣畅肺气。予以麻黄连翘赤小豆汤加减，处方：

连翘15克　　赤小豆15克　　桑白皮15克　　枇杷叶15克
薄荷12克　　炙麻黄10克　　苦杏仁10克　　蝉蜕10克
桔梗10克　　甘草6克

3剂，水煎服，每日1剂，早晚温服。

2019年6月3日二诊：患者述咳嗽已明显好转，仍咽痒，口干口黏，无鼻塞流涕，无胸闷。效不更方。服药尽剂，病愈。

【按】明·许宏《金镜内台方议》中记载："……以此八味之剂，专治表邪不尽，瘀热在里，遍身发黄者之用也。”清·尤在泾《伤寒贯珠集》中提及“麻黄、苦杏仁、生姜之辛温，以发越其表，赤小豆、连翘、梓白皮之苦寒甘以清热于里……麻黄连翘赤小豆汤，是散热之剂”。以上医籍皆说明使用麻黄连翘赤小豆汤关键在于祛瘀热。瘀热在里，是言湿热蕴郁在里而发身黄，当见心烦懊恼、小便不利、身黄如橘子色等。麻黄连翘赤小豆汤中麻黄、生姜、苦杏仁辛温解表散邪，可开提肺气以利水湿之邪；连翘、赤小豆、桑白皮辛凉而苦，清热利湿以退黄；甘草、大枣甘温，健脾和胃。诸药合用，使内外宣通，湿热泄越，其病则愈。本方外可清热解表，内可清热利湿解毒，兼具开鬼门、洁净府之功效。本案患者湿热内郁，外邪侵袭，内外相侵，闭阻于肺，引发咳嗽。故拟本方以内清湿热，外散寒邪。湿热在上，偏于清泄；在中，佐以理气；在下，重于利导。洪教授擅长运用此方加减治疗慢性干咳湿热郁肺证，认为该方既能外散表邪，又能内清瘀热，是一个表里双解，治疗慢性干咳湿热郁肺的良方。此方还常用于治疗湿热蕴郁所致的荨麻疹、皮肤瘙痒症，以及治疗肾炎初起、头面浮肿、小便不利而兼表证者。

【**出处**】2021 年第 3 期《新中医》。

案 2　慢性咳嗽

患者某，女，66 岁，2010 年 8 月 24 日初诊。主诉：反复间断咳嗽 6 个月，加重 1 周。患者 6 个月前出现咳嗽，反复发作，近 1 周内感咽中痰滞，闻异味易呛咳，纳差，小便黄，大便黏，舌质红，苔微黄腻，脉濡数。门诊胸部 CT 双肺未见明显异常。西医诊断：慢性咳嗽；中医诊断：咳嗽，湿热郁肺证。治以解表散邪，清热除湿。予以麻黄连翘赤小豆汤加减：

生麻黄 10 克	连翘 15 克	赤小豆 15 克	桑白皮 15 克
苦杏仁 10 克	生姜 3 片	生甘草 6 克	苏叶 15 克
枳实 15 克	苍术 10 克	厚朴 10 克	白芷 10 克
千里光 15 克	钩藤 15 克	白蒺藜 10 克	

7 剂，每日 1 剂，水煎分 2 次温服。

2010年8月31日二诊：诉咽中痰滞减轻，每日咳痰量减少，神疲乏力，畏寒肢冷，纳可，腹胀，大便费力，每日1次，舌质红暗，苔白，脉浮弦滑。治以益气温阳，调和营卫。更方益气护卫汤加减：

生黄芪30克	防风10克	白术10克	仙茅10克
淫羊藿15克	桂枝10克	桔梗10克	白芍10克
生姜3片	大枣6枚	炙甘草6克	苏叶15克
枳实15克	艾叶10克	紫草15克	全栝楼30克
莱菔子15克			

共7剂，煎服法同前。

2010年9月7日三诊：无明显咳痰，鼻塞流清涕，夜间明显，晨起喷嚏，气温低时明显，遇油烟等刺激性气味后憋闷不适，咽干，汗出乏力，胸闷气短，纳可，夜寐不安，大便略干，小便短。舌质淡红，苔白，脉细弱。治以益气温阳，养阴生津。选方益气护卫汤合用生脉散加减：

生黄芪30克	防风10克	白术10克	仙茅10克
淫羊藿15克	桂枝10克	白芍10克	生姜3片
大枣6枚	炙甘草6克	白芷10克	北沙参30克
麦冬15克	五味子10克	辛夷花10克	苍耳子10克

共服7剂而愈。

【按】患者咳嗽缠绵难愈，实为湿热合邪的致病特点，湿性黏滞，正如吴瑭所言："其性氤氲黏腻，非若寒邪之一汗即解，温热之一凉即退，故难速已"。湿与热合，则更胶着难解，故在治疗上需清热化湿并治。初诊选方麻黄连翘赤小豆汤。《皇汉医学》中云："盖以湿热胶着，壅积于胃，故云瘀热在里，必发黄也。麻黄连翘赤小豆汤能治表，利小便，解郁热，故以此主之。"洪老创造性地将此方用于湿热咳嗽的治疗，也是因为其符合湿热郁肺的病机，着眼于肺胃同调，而疗效优于单纯清解肺热之方。二诊时患者湿热已解，然湿为阴邪，易伤阳气，患者出现气阳两虚之候，更方为益气护卫汤以益气温阳。三诊时患者在气阳两虚基础上出现阴虚之候，实为余热伤阴之故，合用生脉散以益气养阴，全方补气、温阳、养阴三位一体，以协调全身气机运行，调整全身阴阳平衡，收到从根本上治愈慢性咳嗽的效果。由此可见，洪老在治疗慢性咳嗽时，早期以调理脏腑气机、祛除病邪为主，后期以温阳益气、增强体质为主，充分体现了洪老治疗慢性咳嗽祛邪扶正的序贯治疗思想。

【出处】2019年第6期《中华中医药杂志》。

卢　芳：调和阴阳，病症结合

卢芳，1939年6月生，黑龙江省肇东人。教授、主任医师。从医60余年，以高尚的医德和精湛的医术坚持在医疗第一线。在国内首倡“脾胰同治”法治疗糖尿病及其并发症，脾胰同治法的提出为中医治疗糖尿病开辟了一条新途径。中医理论功底深厚，临床经验丰富，理论上有创新，治疗方法上有突破，对神经、内分泌、自身免疫性疾病，中、西医都有较深的造诣。提出的“体质平衡套餐”把人的体质分为寒、热、虚、湿4个不同体质，并研制了相应的膏剂，为中医“治未病”开辟了新的治疗方法。2014年10月，荣膺第二届“国医大师”称号。

案1　慢性荨麻疹

患者赵某某，男，27岁。2020年12月15日初诊。主诉：头面部、四肢、胸背部间断出现红色风团3个月余，加重5天。患者3个月前遇凉后头面部及胸背部出现红色风团，大小不等，伴瘙痒，约半小时后可自行消失，伴鼻痒、喷嚏、清涕，无咽痒、咳痰、头痛、头晕等，遇凉风后症状加重，于当地诊所就诊，予抗过敏药物治疗，症状稍有好转，后仍反复发作，未检测过敏原。5日前患者症状加重，遂来门诊就诊。刻下症：头面部、双上肢、胸口见红色或暗红色风团，融合成片，伴瘙痒，同时有鼻塞、鼻痒、清涕、咽痒，无口渴、纳呆，睡眠欠佳，易醒，大便1日1行，便稀溏，小便微黄，舌质暗红，苔薄黄，脉滑数。皮肤划痕试验阳性。西医诊断：慢性荨麻疹；中医诊断：瘾疹（湿热瘀阻证）。治宜清热利湿、活血化瘀。处方：

赤芍10克	牡丹皮10克	生地黄20克	虎杖10克
黄芩10克	连翘20克	徐长卿10克	土大黄10克

炒冬瓜皮 50 克　　冬瓜子 30 克　　马齿苋 30 克　　丝瓜络 20 克
蛇床子 10 克　　首乌藤 30 克　　乌梢蛇 5 克　　蜂房 5 克
生白术 50 克

共 14 剂，水煎服，每日 1 剂，早晚分服。嘱患者忌食辛辣、刺激、油腻、生冷食物。

2020 年 12 月 29 日二诊。患者自述服药 2 周后，瘙痒明显减轻，荨麻疹发作频率较前降低，夜晚仍有加重，背部荨麻疹消失；鼻塞、喷嚏好转，食欲欠佳，睡眠好转，大便成形，小便正常；舌淡红，苔腻，脉滑数。原方去蜂房，加益智仁 5 克、草豆蔻 10 克、厚朴 20 克、陈皮 10 克，继服 14 剂。2 周后荨麻疹消失，嘱其避风寒、调饮食、畅情志，至今未复发。

【按】此例患者病程短，治疗及时，起效迅速，疗效甚佳。一诊时结合其舌脉，辨为湿热瘀阻之证，给予自拟方抑免汤加减，方中去土黄芪，加用冬瓜皮、冬瓜子、马齿苋、丝瓜络，对各种皮肤疾病疗效确切；加蛇床子、乌梢蛇、首乌藤、蜂房，增强祛风止痒、活血散瘀之力；加生白术健脾祛湿、固护胃气。二诊皮肤瘙痒减轻，鼻塞、鼻痒仍存在，食欲欠佳，舌苔腻，故加益智仁开胃摄唾，加陈皮、厚朴、草豆蔻，取平胃散燥湿运脾、行气和胃之义。治疗同时嘱患者改变生活习惯，依从性亦是疾病向愈的重要影响因素。

【出处】2022 年第 5 期《浙江中医药大学学报》。

案 2　类风湿性关节炎

陈某，女，53 岁，黑龙江省哈尔滨市人。2017 年 3 月 7 日在哈尔滨某医院确诊为类风湿关节炎，双手多个近端指间关节、双腕关节疼痛肿胀，局部关节微热，伴有踝关节红肿热痛，伴晨僵，活动受限，服用“止痛药”后，症状未见明显好转，遂于 2017 年 3 月 14 日来就诊，伴纳呆等不适症状，舌质红、舌体胖、边有瘀斑，舌苔黄腻，脉滑数。西医诊断：类风湿性关节炎。中医诊断：痹证（湿热闭阻证）。治法：清热化湿，活血通络。处方：四藤二龙汤加减。

川牛膝20克	黄柏10克	薏苡仁30克	络石藤30克
忍冬藤30克	鸡血藤15克	雷公藤3g（先煎）	炒苍术20克
穿山龙50克	地龙20克	炒白术30克	木瓜10克

14剂，每日1剂，水煎早、晚饭后温服。

服上药2周后来复诊，症状显著改善，关节疼痛、肿胀、晨僵稍缓解，局部关节无微热。方中生薏苡仁改为炒薏苡仁30克，再服14剂。

2周后来复诊，关节晨僵、肿胀消失，偶有劳累后出现酸痛，在本方基础上辨证加减，继续服30剂，1月后诸症悉除，行走如常。随访数月，病情稳定。

【按】患者关节红肿热痛，结合舌诊舌质红、舌体胖、边有瘀斑，舌苔黄腻，脉滑数，辨为湿热闭阻型痹证。患者久居潮湿寒冷之地，正气不足，感受外邪，致营卫气血津液失调，生痰湿而化郁热，湿热瘀滞于肌表经络筋骨关节，故患者临床表现为局部红热肿胀，疼痛活动不利；湿热壅滞脾胃，中焦运化不济，故患者出现纳谷不香、痞满等症状。卢老选用四藤二龙汤为基础方合四妙散驱除关节湿热瘀浊之征，加木瓜化湿舒筋活络以利关节，加炒白术健脾胃以养正气，外邪得散，正气得养，共奏祛邪通络之功。后期外邪已除，故健脾胃中焦以增加气血津液的生化运行，使骨节筋脉得以濡养，解除疼痛及活动受限。

【出处】2019年第3期《浙江中医药大学学报》。

韩明向：师古不泥，辨证论治

韩明向，1940年11月生，安徽合肥人。主任医师，教授，博士生导师，安徽省重点学科中医内科学和国家中医药管理局重点专科老年病学科带头人，国家中医药管理局重点学科呼吸内科学术带头人。从事中医临床、教学和科研工作40年，弘扬新安医学"固本培元"思想，提出"虚-瘀-衰老"理论，研发中医药延缓衰老新药；建立肺气虚分度分级，创制慢阻肺有效验方；创制心功能不全三治法，被行业遵从。2022年7月，荣膺第四届"国医大师"称号。

案1 神经性皮炎

王某，男，28岁。2013年8月10日初诊。患者双侧颈部及项部皮肤瘙痒2年余，就诊于外院，确诊为神经性皮炎，予依巴斯汀口服及复方氟米松外用，症状好转，但反复发作，多在摩擦等机械刺激、过食辛辣或日光照射后加重，迁延不愈。此次患者3天前饮酒后颈部及项部瘙痒明显，伴明显苔藓样变皮损。丘疹密集，分布成片，颜色鲜红，形状不规则，钱币大小，部分并有鳞屑，表面可见抓痕、新旧不一的血痂，口苦咽干，心烦失眠，舌红、苔黄少津，脉弦数。辨证属肝火上炎，热毒蕴肤。治宜清肝养血，清热解毒。方用温清饮合龙胆泻肝汤加减。处方：

当归15克	白芍15克	熟地15克	川芎15克
黄柏15克	黄连10克	黄芩15克	栀子15克
龙胆草10克	柴胡10克	通草10克	泽泻10克
刺蒺藜15克	白鲜皮15克		

常法煎服。7剂后患者瘙痒减轻，心烦失眠症状好转，上方继续服

用14剂，症状痊愈，皮损明显缩小，鳞屑消减。后此方加减调治3月而愈，随访1年来无皮损发生。

【按】温清饮出自《万病回春·血崩门》，由四物汤合黄连解毒汤而成，在临床上使用了400余年，此方温清并用，攻补兼施，通治一切血虚火毒挟瘀之证。此案湿蕴化热，湿热蕴久则耗伤阴血而生风化燥，导致肌肤干燥，伴有鳞屑。方中四物汤温补养血，黄连解毒汤清热解毒，龙胆泻肝汤清肝泻火、清利湿热，刺蒺藜、白鲜皮燥湿止痒。肝火泻，肝血足，热毒清，湿邪化，故瘙痒止，皮疹消，病愈。

【出处】2015年第12期《江苏中医药》。

案2　复发性口疮

黄某某，女，28岁。2013年9月10日初诊。患者于5年前患口腔溃疡，多因精神紧张或过食辛辣诱发，西医诊断为复发性口疮，先后服用抗生素、维生素、性激素、免疫增强剂、清热解毒类中成药治疗，效果不佳，时重时轻，反复发作。近1年加重，平均每月发作1～2次，每次可持续5日左右。此次因工作压力大、精神过度紧张而诱发，在口腔颊黏膜及唇黏膜上出现3处溃疡，直径2～4毫米，椭圆形，散在分布，边缘整齐清楚，中心微凹陷，溃疡周围轻微充血水肿，有灼热疼痛感，进食则疼痛加剧，心烦失眠，口苦、口干、不喜饮，饮食差，大便干，小便黄，舌红，苔黄腻，脉细数。辨证为阴虚兼湿热型。治宜滋阴清热，解毒祛湿。方用温清饮加减。处方：

栀子20克	黄芩10克	黄柏10克	当归10克
连翘10克	淡竹叶10克	板蓝根10克	白芍10克
生地8克	川芎8克	黄连8克	甘草6克

常法煎服。7剂后，患者口疮逐渐愈合，疼痛明显减轻。为巩固疗效，继续原方加减治疗后病愈，随访半年未复发。

【按】韩教授认为，此患者口疮反复发作，“心脾积热”，“阴虚火旺”是主要病机。患者劳倦过度，耗伤真阴致阴液不足，而生内热，热熏口腔发为口疮。此案湿热内侵，脾运失司，水液不布，湿浊内生，郁而化热，湿热熏蒸口舌，气血受阻，灼腐肌膜而致口肌溃破，湿性黏腻，则病程长，迁延不愈。阴虚夹湿热证既需滋阴又需清热除湿，滋阴易碍湿，除湿易伤阴，二者需兼顾。方中黄连解毒汤清热解毒利湿，四物汤滋阴养血，另加淡竹叶清热利尿，使湿热从小便而出，芍药甘草汤缓急止痛，连翘、板蓝根加强清热解毒之功。全方滋阴清热、解毒祛湿，终收良效。

【出处】2015 年第 12 期《江苏中医药》。

案 3　急性胃炎

高某，男，26 岁。2010 年 9 月 8 日来诊。胃脘胀痛 3 天，伴左胁肋痛。刻诊：自觉上腹部胀满，纳呆，时有恶心反酸，烦躁口苦，舌红，苔薄黄，脉弦滑。西医诊断：急性胃炎。中医辨证属湿热内蕴型胃脘痛，治宜泄热化浊、和胃制酸。方用延芍六君子汤加减，处方：

延胡索 10 克　白芍药 10 克　潞党参 10 克　炒白术 15 克
云茯苓 10 克　广陈皮 6 克　法半夏 10 克　广木香 12 克
春砂仁 6 克　云当归 20 克　蒲公英 20 克　炙甘草 3 克

水煎服，每日 1 剂。服 5 剂后再诊，患者诉腹胀、纳呆、恶心、反酸症状均有好转，舌淡红，苔薄黄，脉弦滑。继予上方出入：

延胡索 10 克　白芍药 10 克　潞党参 10 克　炒白术 15 克
云茯苓 10 克　广陈皮 6 克　法半夏 10 克　广木香 12 克
春砂仁 6 克　云当归 20 克　蒲公英 20 克　谷麦芽各 10 克
炙甘草 3 克

水煎服，每日 1 剂，服药 1 周后，诸症尽消。

【按】韩教授治疗胃痛造诣颇深，认为胃痛多因虚、因滞、因瘀所致，脾胃失和、气机郁滞是胃病的基本病机，故采用延芍六君子汤加减治疗。延芍六君子汤系据《医学正传》中六君子汤加延胡索、白芍药等所组成，具有健脾和胃、理气止痛之功效。因胃为多气多血之腑，初病在气，久病入血，慢性胃病多迁延日久，久病必瘀，对于轻型，可加用当归、丹参、赤芍，对于顽固、严重的瘀血胃痛，可加用失笑散、乳香、没药、三七。其治疗经验既有前人之鉴，又有自己的独到见解，对治疗慢性胃病具有重要意义。

【出处】2011年第5期《四川中医》。

伍炳彩：辨证化裁，异病同治

伍炳彩，1940年8月生，江西省吉安市人。教授、主任医师、博士研究生导师。从事中医临床、教学和科研工作60余年。学术上主张从治法分类角度，通过辨证化裁、异病同治的运用，发掘和拓宽经典名方的使用范围，并力主开展经方与时方合用的实践，为中医临床辨疑难杂症，提供更灵活的选方思路；提出慢性杂病必须注重六脉分部、久病重症必须参考趺阳太冲的诊断原则；提出杂病当分清轻重缓急、抓住主要矛盾，采取分步治疗(如先表后里，先清后补，先补脾胃等)的方法。临床屡起沉疴，深受广大患者信赖。2017年6月，荣膺第三届"国医大师"称号。

案1　慢性胃炎

患者某，女，42岁。2019年6月12日初诊。主诉：胃脘灼热疼痛1年。西医胃镜检查诊断为慢性胃炎，多方医治罔效。现右侧胁肋灼热疼痛，情绪激动时加重，腹泻，每日1~2次，胃脘胀满，纳差，烦躁易怒，寐差，伴胸闷、心慌、气短，视物模糊，四肢乏力，阴痒，大腿部痛痒，月经血色黑，量少，周期正常。舌红，苔黄腻，脉沉细稍弦。西医诊断：慢性胃炎。中医诊断：胃脘痛；证属肝胃不和、肝胆湿热。治法：疏肝和胃，调畅气机，清热利湿。处方：

牡丹皮10克	焦栀子6克	柴胡10克	白芍10克
当归10克	白术10克	茯苓10克	甘草6克
生姜2片	薄荷6克(后下)	香附10克	苍术10克
川芎10克	神曲10克	丹参15克	

15剂，每日1剂，水煎早晚温服。龙胆泻肝丸口服，每次6克，每日2次。

2019年6月26日二诊：服药15剂后症未减，经期腹痛拒按，乳房胀痛。舌红苔黄腻，脉沉细弦。上方川芎、苍术改6克，加延胡索10克、川楝子6克，再服15剂，煎服法同前。

2019年7月12日三诊：服药后症好转，经少色暗有血块，小腹隐痛坠胀，白带色黄，量多。舌红苔黄腻，脉沉细弦。二诊方加益母草10克，再服15剂，煎服法同前。后随访，服药毕诸症痊愈。

【按】患者平素性情抑郁，日久肝失疏泄，气郁化火，横逆犯胃，故见胃脘灼热疼痛、烦躁易怒等症；郁火扰动心神故不寐、心慌；肝强脾弱，脾虚失运，故见纳差、四肢乏力等症；肝失疏泄，气机郁滞，形成食郁则见胃脘胀满，血郁则经少色黑、有血块，痰湿郁则苔腻，郁而化火则苔黄。根据其肝郁化火、横逆犯胃的病机，治疗当从疏肝和胃、解郁清热化湿入手，以丹栀逍遥散合越鞠丸为基本方，辅以龙胆泻肝丸清利肝胆湿热。二诊诸症未减，又现经期腹痛、乳房胀痛，故以金铃子散疏肝清热、行气活血止痛。三诊方才显效，因经少色暗夹有血块，故加入益母草活血调经。

【出处】2021年第9期《中华中医药杂志》。

案2　尿路感染

患者李某，女，33岁。2016年7月6日就诊。主诉：小便频急、尿道口有灼热感10余日。自行于当地医院行尿常规示：白细胞2+。症见：小便频急，自觉尿道口灼热、瘙痒，下腹部右侧隐痛不适、拒按。晨起口干，无口苦，咳嗽，咽红，咽中异物感，无咽痛。纳可，平素多食肉类食物，偶有反酸、打饱嗝，嗳气，寐安。月经量适中，经血颜色红，未夹有血块，行经前腰酸，小便黄，大便偏干，1～2日行1次，舌质红，苔黄，脉右弦寸尺旺、左软寸尺旺。伍炳彩教授仔细问诊，根据四诊合参，辨证为热淋。治当以宣肺清热化湿、化痰和胃为法，选用银翘马勃散合温胆汤加减。处方：

金银花10克	连翘10克	牛蒡子6克	射干10克
马勃5g包煎	法半夏10克	陈皮10克	茯苓10克

甘草6克　　枳壳10克　　竹茹10克　　芦根10克
滑石10克　　土茯苓10克　　忍冬藤10克

7剂，水煎服，每日1剂，分2次温服。

服药7剂后，小便次数减少，解小便较前通畅，尿道口灼热等症状好转。

【按】本案患者平素喜食肥甘厚腻之品，内生痰湿，易伤中焦脾胃，脾失运化而致胃失和降，故见反酸嗳气。痰湿不化则郁久化热，湿热之邪上扰于肺，故见咳嗽、咽中有异物感、口干；肺失宣肃则通调水道不利，故见小便频急；湿热痰浊蕴及下焦而见小便黄、尿道口有灼热瘙痒、尺脉旺。伍教授以银翘马勃散合温胆汤加减宣肺清热化湿、化痰和胃而重塑肺宣发肃降、通调水道之功，复脾胃升降以助水湿运化。患者咽喉不痛但异物感明显，故予芦根、滑石清利湿热以增强宣肺清热化湿之效。土茯苓擅解毒除湿、通利关节，忍冬藤有清热解毒、疏通络道气机之功效。诸药合用，痰湿热邪皆除，气机条畅则小便不利之症自消。

【出处】2021年第2期《江西中医药》。

案3　坏死性肌病

患者某，女，29岁。2018年1月17日初诊。产后因进行性四肢无力5月余前往医院诊治，确诊为“坏死性肌病”，考虑正值哺乳期，故而求诊于中医。刻见：四肢无力，上楼梯、翻身及坐起困难，双上肢持物时上举不能；易感疲劳，时有头晕，口中黏腻，口干渴欲温饮，食欲欠佳，夜寐尚安，大便日行1次，便质溏软挂厕，小便略黄。脉软，舌质淡红苔薄黄腻。实验室检查：血、尿、便常规无异常；血沉、C-反应蛋白、凝血功能、免疫全套无异常；肌酸激酶3129单位/升，肌酸激酶同工酶102.4单位/升，乳酸脱氢酶492单位/升；肌电图：四肢被检肌呈肌源性改变。西医诊断：坏死性肌病；中医诊断：痿证，辨证为脾虚湿热。给予五痿汤加味，处方：

党参10克　　白术10克　　茯苓10克　　甘草6克
当归10克　　麦冬10克　　薏苡仁15克　　知母10克

黄柏 6 克　　白鲜皮 10 克　　地肤子 10 克　　白茄根 10 克

15 剂，水煎，每日 1 剂，早晚分服。

2018 年 2 月 2 日二诊：四肢乏力稍好转，食纳改善。四肢酸痛，口干欲饮，口疮，咽中异物感，夜寐安，大便日行 1～2 次，晨尿黄。脉软稍弦两寸旺，舌淡红，苔薄黄，咽红。给予五痿汤合银翘马勃散加减：

处方(1)

党参 10 克　　白术 10 克　　茯苓 10 克　　甘草 6 克

当归 10 克　　麦冬 10 克　　薏苡仁 15 克　　知母 10 克

黄柏 6 克

20 剂，水煎，每日 1 剂，早晚分服。

处方(2)

银花 10 克　　连翘 10 克　　马勃 6 克　　射干 6 克

牛蒡子 10 克　　桔梗 10 克　　滑石 10 克　　芦根 10 克

3 剂，打粉，开水冲服，每次 5 克，每日 2 次，早晚分服。

2018 年 2 月 23 日三诊：四肢乏力好转六成。疲倦乏力，偶有头昏，久站时腰部酸痛(外伤史)，纳可，夜寐安，小便平，大便日行 1 次。脉细弱寸旺，舌质淡红苔薄白腻，咽红。给予五痿汤合银翘马勃散加杜仲、桑寄生：

处方(1)

党参 10 克　　白术 10 克　　茯苓 10 克　　甘草 6 克

当归 10 克　　麦冬 10 克　　薏苡仁 15 克　　知母 10 克

黄柏 6 克　　杜仲 10 克　　桑寄生 10 克

20 剂，水煎，每日 1 剂，早晚分服。

处方(2)

银花 10 克　　连翘 10 克　　马勃 6 克　　射干 6 克

牛蒡子 10 克

5 剂，打粉，开水冲服，每次 5 克，每日 2 次，早晚分服。

2018 年 3 月 15 日四诊：四肢乏力好转八成。劳累后疲倦，纳可，食后无所苦，夜寐安，二便平调。脉细，舌质淡红苔薄白。给予五痿汤加减：

党参10克　白术10克　茯苓10克　甘草6克
当归10克　麦冬10克　薏苡仁15克　知母10克
黄柏6克

20剂，水煎，每日1剂，早晚分服。

随访2个月，停药后症状无再发，实验室指标均恢复正常。

【按】患者以“四肢无力”为主症，兼疲劳乏力、纳呆、口腻、便溏。皆由脾虚引起，当脾运化水谷精微的功能减退，四肢肌肉得不到水谷精气濡养，则可出现上述一系列证候。伍师基于“五痿汤”中人参、白术、炙甘草以补中，当归、麦冬以养阴，茯苓、薏苡仁以祛湿，黄柏、知母以清热。湿热较重，故配伍白鲜皮、地肤子、白茄根以增清热燥湿之效。因患者咽红、咽部不适，二诊、三诊加配银翘马勃散冲服，伍师认为足太阴脾经夹咽而连舌本，脾经有热则循经上行见咽喉症状。

【出处】2020年第10期《中华中医药杂志》。

案4　唇炎

患者某，男，52岁，2016年9月2日初诊。主诉：反复发作性口唇溃烂脱皮1年余。现病史：患者1年前无明显诱因出现口唇溃烂脱皮，反复发作，病情时好时坏，呈暗红色，稍有灼热感，轻度瘙痒及疼痛，偶有渗液，色稍黄，质黏稠，伴见口干、口苦、口黏，偶可吐出黏稠混浊涎液，牙龈红肿，偶有出血，左侧目内眦可见1个米粒大小红疹，疼痛不适，伴目赤，双目畏光，目眵不多，无咽干咽痛，无胸闷气短，食欲欠佳，食后无嗳气返酸及恶心呕吐，夜寐尚可，平素易疲劳，手足凉感，大便每日1行，质成形，排便欠通畅，无里急后重及肛门灼热感，小便偏黄，尿道有灼热感。舌质淡红，苔薄黄略腻，咽壁略红，脉沉细弦、寸浮。之前在他医处服藿朴夏苓汤加减，但效果不显，故求诊于此。西医诊断：唇炎。中医诊断：唇风；辨证为太阴脾经，厥阴肝经湿热夹风上蒸于苗窍。治法为清热除湿、祛风。给予泻黄散加减，处方：

生甘草6克　防风10克　生石膏10克　焦栀仁6克

藿香 10 克　　　僵蚕 3 克　　　蒲公英 10 克　　　连翘 6 克
赤小豆 10 克

7 剂，水煎，每日 1 剂，分 2 次温服。另配服龙胆泻肝丸(规格：6 克/袋)每次 3 克，每天 2 次。

2016 年 9 月 20 日二诊：服上药后，口唇溃烂脱皮及疼痛得以明显缓解，其余症状减半，唯近日夜寐欠佳，舌质淡红，苔淡黄，脉沉细弦，守前方将僵蚕加至 6 克，加夜交藤 15 克，再进 10 剂，后加减制成丸药巩固善后以防复发。

【按】足太阴脾开窍于口，其华在唇，太阴之上，湿气主之，但又中见阳明燥气，因此，太阴为病，除主气太过的寒湿证外，也有主气不及而从燥热化，较易形成太阴湿热病证。厥阴之上，风气主之，厥阴肝开窍于目，风湿热邪犯及太阴厥阴两经，湿热上蒸，可扰其相关苗窍而为病，治当祛风清热，除湿。泻黄散出自《小儿药证直诀》卷下《诸方》中，其记载：“泻黄散治脾热弄舌。藿香叶七钱，山栀子仁一钱，石膏五钱，甘草三两，防风四两”。本案中生石膏、焦栀仁清泻脾胃湿热、僵蚕防风祛风、藿香叶芳香醒脾、甘草清热和中、健脾助运，蒲公英、连翘、赤小豆清热利湿，另配龙胆泻肝丸清泄肝胆湿热，小量缓缓图之。

【出处】2020 年第 3 期《中华中医药杂志》。

皮持衡：取法三焦，古方新用

皮持衡，1940年12月生，江西南康人。主任医师、二级教授、博士研究生导师。从事临床医疗、教学、科研及管理工作50余年，临床经验丰富，形成独特的医疗风格。学术上主张“循古拓今，师宗不泥古，博采众长，古为今用，洋为中用，致力于发挥”。擅于中西医结合治疗慢性肾衰病、慢性肾炎综合征、肾病综合征、紫癜性肾炎等多种肾系疾病及疑难杂症。制方用药上，善于相反相成，以补配消，以塞配通，以温配清，以降配升，创制出“肾衰泄浊汤”“肾药Ⅲ号”及“三仁肾衰泄浊方案”等有效制剂及方法，展示了其深厚的中医药理论功底和丰富的临床经验。2022年7月，荣膺第四届“国医大师”称号。

案1　腺性膀胱炎

陈某，男，36岁。2017年5月26日初诊。主诉：尿频、尿急反复发作7年余。患者诉7年前无明显诱因出现尿频、尿急、尿痛。在医院确诊为“腺性膀胱炎”。曾陆续在某肿瘤医院行经尿道膀胱肿瘤电切术(TURBT手术)4次(末次TURBT术2017年5月19日)。每次术后“膀胱刺激征”仍明显。2017年4月膀胱镜检查：膀胱炎，尿道黏膜光滑，三角区见大量炎性滤泡，膀胱颈光滑。现尿频、尿急、尿不尽，略有尿道灼热，无肉眼血尿，小便黄，夜尿4次，尿时欲解大便，伴腰酸坠胀，无腰痛，无恶寒发热，无口干、口苦、口黏，食纳无味，多食则胃脘胀，夜尿4次，醒后入睡难。精神较差，劳则加重。大便每日1行，成形、不干，尚畅。舌质红偏暗，苔黄厚略腻，脉弦涩偏弱，尺沉。我院尿常规：蛋白质：(+)，隐血：(3+)，红细胞：4950↑(0~30.7个/微升)，白细胞：182↑(0-39个/微升)；肾功能正常。西医诊断：腺性膀胱炎术后；中医诊断：淋证。证候结论：湿热瘀蕴结下焦，膀胱气化不利为主，兼有脾肾不足。处方：五淋散加减。

丹参 15 克　赤芍 10 克　白芍 10 克　川芎 10 克
云茯苓 30 克　白术 6 克　炒泽泻 15 克　生甘草 10 克
炒栀子 10 克　马鞭草 30 克　茜草 10 克　木瓜 30 克
15 剂。

2017 年 6 月 12 日二诊：尿频、尿急略有缓解，仍有尿不尽、尿道灼热，小便黄，夜尿 3 次，尿时欲解大便缓解，仍有腰酸坠胀、精神欠佳；口稍干，食欲同前，夜寐稍缓解。大便平。舌、脉如前。尿常规检：蛋白质：(-)，隐血：(2+)，红细胞：460↑，白细胞：78↑。证候结论：湿热瘀留恋，中气不足、脾虚气陷、膀胱气化失权。

处方(1)补中益气汤加味：

党参 15 克　黄芪 15 克　白术 10 克　炙甘草 6 克
升麻 10 克　柴胡 10 克　当归 10 克　陈皮 10 克
马鞭草 30 克　茜草 6 克　木瓜 30 克　川杜仲 20 克
15 剂。

处方(2)桂枝茯苓丸：

126 粒×4 盒，每次 10 粒，每日 3 次；

2017 年 6 月 26 日三诊：尿频、尿急明显减轻，仍有尿不尽、尿道灼热，小便转淡黄，夜尿 2 次，尿时欲解大便一症已除，腰酸坠胀缓解，精神转佳；口干缓解，食纳转佳，饭后胃脘胀缓解，夜寐可，大便平。舌质淡红，苔黄减轻，稍厚腻，脉弦涩，尺沉。尿常规：蛋白质：(-)，隐血：(2+)，红细胞：47↑，白细胞：(-)。

处方(1)上方加续断 30g×15 剂；

处方(2)桂枝茯苓丸：

126 粒×4 盒，服法同前。

2017 年 7 月 14 日四诊：尿频、尿急、尿不尽、尿道灼热、腰酸坠胀基本缓解，纳、寐可，大便平。舌质淡红，苔略黄，脉弦略涩，尺偏沉。尿常规：蛋白质(-)，隐血：(+-)，红细胞：29.2↑，白细胞：(-)；膀胱镜检查：膀胱炎，尿道黏膜光滑，三角区见少量炎性滤泡，膀胱颈光滑。

处方(1)补中益气丸：

200 粒×6 盒，每次 10 粒，每日 3 次；

处方(2)桂枝茯苓丸：

126 粒×8 盒，服法同前。

【按】患者尿频急，尿道灼热，舌质红，苔黄厚略腻，为湿热蕴结下焦，膀胱气化不利之证，舌质偏暗、脉弦涩为兼有瘀血之证。初诊患者湿热较重，故用五淋散加减(易散为汤)。二诊患者湿热减轻，但久病脾肾亏虚，则用补中益气汤加味，久病导致膀胱脉络瘀阻，加用桂枝茯苓丸缓消症块。经过 3 次汤剂合丸剂治疗后诸症有所缓解，遂单用丸药巩固疗效。在此案过程中皮老进行了清热利湿、活血化瘀、补益肝肾三法的交叉灵活运用。

【出处】2018 年第 3 期《江西中医药》。

案 2　乳糜尿

熊某某，男，63 岁，教师。2007 年 11 月 29 日初诊。主诉：反复出现乳糜尿 40 余年，再发半年。患者于 20 世纪 60 年代曾因感染丝虫病出现乳糜尿，经治疗好转。此后 40 年内反复出现乳糜尿，经治疗皆可减轻症状。现症：小便如稀米泔水，精神欠佳，纳寐平，大便可，每日行 1 次，质软。舌淡红，边有齿痕，舌中根部稍黄，脉弦。中医诊断：膏淋。证属脾肾气阴亏虚，清气不升。治宜补脾益肾、分清泄浊。方拟补中益气汤加味。处方：

黄芪 30 克	白术 10 克	陈皮 10 克	升麻 10 克
柴胡 10 克	党参 15 克	当归 10 克	海藻 30 克
槟榔 30 克	五爪龙 30 克		

7 剂。另服用中成药知柏地黄丸，每日 3 次，每次 10 粒。

2007 年 12 月 7 日二诊：药后症状稍减，唯晨起小便仍如米泔水，余无明显不适。纳可寐平，大便可，舌脉同前。尿检：乳糜尿定性(+)，尿镜检红细胞 4 ~ 7 个，白细胞 0 ~ 2 个。守上方继服 7 剂，并用六味地黄汤合二至丸加味。处方：

女贞子 15 克	旱莲草 15 克	生地 10 克	淮山 10 克
枣皮 20 克	茯苓 10 克	泽泻 10 克	丹皮 10 克
益智仁 15 克	补骨脂 15 克	黄芪 30 克	

7 剂。两方隔日交替服用。

2007 年 12 月 20 日三诊：服药后小便较清晰，纳可寐平，大便平，舌淡红，苔薄，脉细弦略数。检查：乳糜尿定性(-)，尿常规(-)。守上两方各 7 剂，改旱莲草为 30 克。另嘱患者停中药汤剂后改服补中益气丸和六味地黄丸，交替服用 1～2 月以资巩固。

随访至 2014 年年底，患者 7 年未见复发。

【按】皮教授认为，中医药治疗复发性乳糜尿应将健脾补肾、除湿泄浊、活血通络贯穿整个治疗的始终。本案患者此次发病至就诊已历经半年之余，年老体衰，大量的蛋白质、红细胞等精微物质从小便流失，造成人体生命活动的物质基础缺乏，致使脾肾气阴两虚。有云“补肾不如补脾”，因脾为精血津液生化之源，肾精须脾的供养才能充盛，故肾虚仍须补脾，故方拟补中益气汤合六味地黄汤。虑其久病气虚阳弱，故方中加益智仁、补骨脂，共而奏之，则脾统摄有权，肾封藏有司，合而用之可使清阳得升、浊阴得降、下泄精微得摄，病本得固，膏淋乃愈。

【出处】2011 年第 12 期《山西中医》。

案 3　慢性肾功能衰竭

患者万某，男，53 岁。既往有慢性支气管炎 20 余年及慢性肾炎病史 8 年，2001 年 4 月 21 日因受寒后出现咳嗽、浮肿、尿少 3 天就诊，症见颜面眼睑浮肿，头晕神疲乏力，胸闷咳嗽，纳差恶心，腰酸腹胀，便结尿少，舌苔黄厚而腻，脉弦滑。查尿蛋白+3，血肌酐 587.2 微摩/升，尿素氮 12.1 毫摩/升，尿酸 589.7 毫摩/升。诊断肾功能衰竭合并肺部感染。导师查看病人后指出：患者肺肾久病，其气必虚；复感外邪，肺失清肃，肃降无权，三焦水道不能通调而湿浊内壅；中困脾阳则运化失职，糟粕难于传化而便结。故治当清肃肺气，通调水道，化浊利湿，除满通便。方用藿朴夏苓汤化裁：

藿香 15 克　厚朴 12 克　茯苓 12 克　枳实 12 克
法半夏 10 克　白豆蔻 10 克　黄芩 10 克　杏仁 10 克
佩兰 10 克　栝楼仁 10 克　生大黄 8 克（后下）

每日 1 剂，水煎分次服。服药 2 剂后患者大便通，小便量渐增多，恶心纳差及腹胀诸症状改善，继上方加减调理后病情渐平稳。

【按】皮教授认为慢性肾病固然以正气虚损为本，但邪实的阻滞、结聚、干扰在其发展变化中的作用同样非常重要而不可忽视，其中尤以湿热、湿浊最为基本。藿朴夏苓汤集治湿三法为一方，外宣内化，通利小便，方中藿香、佩兰均用鲜品，则宣透之力更为显著。因湿性趋下，故在方中可加升提之品，一是有助于芳香之品的宣发；二是有助于脾阳的升运。

【出处】2010 年第 11 期《江西省中医药学术发展论坛》。

刘尚义：肤膜同治，既病防变

刘尚义，1942年12月生，贵州大方人。主任医师、教授、博士生导师。擅经方活用，擅治疗疑难杂症，治法强调“平衡阴阳，损有余，补不足，内外修治”。对肿瘤治疗他创新性总结出：手术后未放化疗者，以扶正固本治疗为主，宜用补脾肾、养气血之品；手术放化疗后应益气养阴，滋补肝肾，调和脾胃，达到减毒增效的目的；对无法手术及放化疗者，宜用活血化瘀，软坚散结，扶正固本之品，改善症状，减轻疼痛，提高生存质量，延长生存期。并强调治疗肿瘤须辨证与辨病相结合，经方应用不要泥古，当变则变。同时善用药线治疗疡科，临床屡获奇效。2014年10月，荣获全国第二届“国医大师”称号。

案1　急性肾盂肾炎

患者，张某，女，40岁。2019年10月1日初诊。1周前患者无明显诱因出现尿频、尿急、尿痛等症状，曾于我院门诊肾内科就诊，予查尿常规+沉渣提示：白细胞(2+)、尿蛋白(3+)、隐血(3+)，查血常规示：白细胞：18.78×10^9/升，中性粒细胞计数(%)：89.5%。结合患者体征及辅查结果考虑泌尿系感染所致，给予抗生素抗感染及清热解毒类中成药(具体不详)对症治疗后，患者症状较前明显好转。2天前，患者再次出现上述症状，同时伴腰痛、发热，于家中自服退热止疼等药物(具体不详)，症状未见明显缓解。遂就诊于我院，予辅查尿常规+沉渣示：白细胞(3+)、尿蛋白(2+)、隐血(2+)、亚硝酸盐(2+)，血常规示：白细胞：17.01×10^9/升，中性粒细胞计数(%)：86.5%，刻下症见：发热，测体温38.3℃，尿频、急、痛，伴双侧腰痛，感咽干、口干欲饮，纳寐差，大便调。舌红，苔黄，脉滑数。西医诊断：急性肾盂肾炎；中医诊断：肾系湿热“膜”病（热入血室夹下焦湿热证）。治法：透热解毒、清热利湿。处方：

冬凌草 20 克　金钱草 20 克　田基黄 20 克　萆薢 20 克
六月雪 20 克　地肤子 20 克　白鲜皮 20 克　滑石 20 克
车前草 20 克　炙甘草 9 克

7 剂，水煎服，每日 1 剂。

服上方后，患者体温逐渐恢复正常，1 周后复查尿常规未见明显异常，继按原方巩固治疗，半月后再次复查尿常规未见异常，且无不适症状。

【按】此患者疾病初起表现为明显的尿路刺激征，为下焦湿热所致，但因其治疗不彻底，进而导致下焦热夹毒邪入血而出现发热、腰痛等症状。结合患者目前症状及舌脉，辨病为肾系湿热“膜”病，辨证为热入血室夹下焦湿热证，治疗当紧扣热入血室“实而泻之”的治则，以透热解毒、清热利湿为法，以金钱草、田基黄、萆薢、六月雪、滑石、车前草清热利湿，导热毒从小便解，刘老认为“在内之膜犹如在外之肤”，取“肤膜同治”固选用地肤子、白鲜皮清热燥湿，冬凌草清肺以治水之上源，使肺通调水道，下疏膀胱，邪从小便而出。

【出处】2021 年第 12 期《亚太传统医药》。

案 2　慢性萎缩性胃炎

患者某，女，57 岁，已婚。因反复胃脘部胀痛不适，伴呃逆、反酸 5 年余，加重半个月，于 2015 年 9 月 22 日求诊。诉 5 年来因“慢性萎缩性胃炎”反复在多个医院进行根除幽门螺杆菌治疗及对症治疗等，效果均不理想，故求诊刘教授以纯中药治疗。患者自知此为癌前病变，思想极度紧张。查见：舌微红略暗，苔黄略腻。脉弦滑。2015 年 9 月 15 日胃镜检查病理报告示：（胃窦）黏膜中度慢性萎缩性胃炎，伴中度肠上皮化生，活动+。局灶腺上皮呈低级别肠型上皮内瘤变。呼气试验（C13）示 HP：（+++）。西医诊断：慢性萎缩性胃炎；中医诊断：胃痛，证属湿热内蕴型。以清利湿热为主要原则治疗本病，并加上化痰散结、防止癌变的防治原则。刘教授宽慰患者的同时，告知其认真服药，定期复查。处方如下：

佛手 10 克　郁金 10 克　莪术 10 克　白花蛇舌草 20 克
猫爪草 20 克　冬凌草 20 克　柿蒂 10 克　砂仁 6 克（后下）
白豆蔻 6 克（后下）

15 剂，水煎，每剂煎取药液约 900 毫升，每次服用药 150 毫升，2 日 1 剂。均饭后半小时服用。

2015 年 10 月 20 日二诊：诉胃脘胀痛明显好转，时有呃逆、反酸，情绪不良时上症加重。舌微红略暗，苔黄。脉同前。处方如下：

佛手 10 克　郁金 10 克　莪术 10 克　冬凌草 20 克
猫爪草 20 克　白术 10 克　黄精 20 克　白花蛇舌草 20 克
砂仁 6 克（后下）

15 剂，煎服法同前。

2015 年 11 月 24 日三诊：病情继续好转，上方基本思路不变，随症加减。

2015 年 12 月 8 日四诊：病情继续好转。诉已无胃胀胃痛，呃逆较少出现，偶有反酸。舌微红略暗，苔秽略黄。脉弦略滑。做呼气试验（C13）示 HP 从原来的“+++”减少为“+”。随症加减药物。处方如下：

佛手 10 克　郁金 10 克　益智仁 10 克　黄连 6 克
吴茱萸 2 克　柿蒂 10 克　瓦楞子 20 克　白花蛇舌草 20 克
薏苡仁 20 克

7 剂，煎服法同前。之后患者信心大增，1 个月左右复诊 1 次。随症微调药物。

2016 年 7 月 26 日五诊：诉胃脘痛消失，偶有上腹胀，嗳气，口苦不适。饮食、二便、精神、睡眠可。舌淡红苔黄。脉弦略滑。2016 年 7 月 19 日胃镜示：慢性非萎缩性胃炎并胃窦黏膜糜烂；食管黏膜未见异常。胃窦黏膜病理检查结果示：胃窦黏膜：中度慢性炎症。呼气试验（C13）示 HP：阴性。处方如下：

佛手 10 克　郁金 10 克　黄连 6 克　广木香 10 克（后下）
黄芩 10 克　吴茱萸 2 克　法半夏 10 克　猫爪草 20 克
草豆蔻 6 克（后下）

15 剂，煎服法同前。

其后患者于 2017 年 1 月 17 日与 2017 年 7 月 11 日两次求诊时均诉曾进行胃镜检查，均为慢性非萎缩性胃炎，检查结果与 2016 年 7 月 19 日结果相似(患者未提供检查单)。末次记载为 2017 年 10 月 10 日，患者求诊治疗外感。此前已近 2 个月无胃胀胃痛，无呃逆、反酸、恶心等不适。治疗外感为主。后未再诊。

【按】此患者不仅有慢性萎缩性胃炎的病理诊断：中度肠上皮化生，局灶腺上皮呈低级别肠型上皮内瘤变，还有已被 WHO 列为 Ⅰ 类致癌物的 HP 感染。刘教授以清热利湿、和胃降逆等治疗疾病本身，并加用截断疗法防癌变——积极采用抗肿瘤药物中祛瘀化痰、软坚散结类的中药，如莪术、薏苡仁等改善痰瘀交阻状态预防癌变；以抗肿瘤药物中清热解毒类的中药，如冬凌草、猫爪草、白花蛇舌草等防止肿瘤的发生。另外，他还注意“先安未受邪之地”。不仅在处方中加入黄精、白术这一类保护患者脾胃的药物，还注意予患者言语疏导以及予疏肝解郁的药物如佛手、郁金等。本治疗过程防治得当，考虑全面，从而成功逆转了此癌前病变。

【出处】2019 年第 11 期《中华中医药杂志》。

熊继柏：书为基石，执全纠偏

熊继柏，1942年8月生，湖南石门县人。教授，硕士研究生、博士研究生导师。从事中医临床五十余年，通晓中医经典，谙熟方药，临证善于辨证施治，因证选方，因方用药，善治各种内科杂病、妇科、儿科病证，以及各种疑难杂症。其独撰著作《内经理论精要》一书，已被美国国会图书馆、英国大英博物馆和牛津大学图书馆列为藏书。副主编著作《黄帝内经研究大成》一书，为我国历代以来研究《黄帝内经》最大型、最完备、最系统的工具书。2017年6月，荣膺第三届“国医大师”称号。

案1　肝硬化

李某，男，45岁。2005年1月5日初诊。主诉：腹胀、水肿2个月。现病史：在某医院住院2个月，诊断为肝硬化。刻诊：腹部膨大，目睛微黄，小便量少而黄，口苦，面色淡黄而晦。查体：腹部按之尚柔软，未扪及肿块。叩诊腹部呈移动性浊音，按之如囊裹水，状如蛙腹。双下肢水肿较甚，按之不起。舌红、苔薄黄腻，脉弦细数。西医诊断：肝硬化。中医诊断：臌胀，湿热蕴结证。治法：清热利湿，利水消肿。予以茵陈四苓散合五皮饮加减治疗。方药组成：

茵陈30克	茯苓30克	猪苓15克	泽泻15克
炒白术10克	茯苓皮20克	大腹皮10克	桑白皮15克
生姜皮6克	陈皮10克	厚朴15克	栀子10克
牡丹皮10克	赤小豆30克		

10剂，每天1剂，水煎，分2次服用。另予熊胆粉6克装胶囊10个，每天吞服1个。

2005 年 1 月 16 日二诊：患者腹部胀大较前好转，叩之仍有腹水，双下肢水肿明显减轻，目黄已减，舌红、苔薄黄腻，脉弦细数。治以清热利湿，行气利水。予中满分消丸加味治疗。方药组成：

党参 10 克	鸡骨草 15 克	炒白术 10 克	茯苓 30 克
猪苓 15 克	泽泻 15 克	陈皮 10 克	甘草 6 克
厚朴 15 克	枳实 10 克	黄连 3 克	黄芩 6 克
片姜黄 10 克	知母 10 克	砂仁 10 克	茯苓皮 30 克
大腹皮 10 克	五加皮 10 克	干姜 2 克	

5 剂，每天 1 剂，煎服法同前。另予熊胆粉 6 克装胶囊 10 个，每天吞服 1 个。

2005 年 1 月 22 日三诊：腹胀进一步减轻，下肢水肿基本好转，二便正常，舌红、苔薄黄腻，脉弦细数。仍以清热除湿、行气利水为法，原方继服 15 剂以巩固疗效。

【按】该案臌胀而见下肢肿，小便黄，舌红、苔黄腻，脉象弦数，为湿热蕴结所致。故以清热利水为法，佐以行气化湿之药，气行则水随之化，使肿胀消除。茵陈四苓散方中茵陈清热利湿，猪苓、茯苓、泽泻淡渗利湿，白术健脾燥湿。五皮饮加用熊胆粉装胶囊吞服，以增强清热解毒之效。二诊患者水肿好转，说明辨证思路正确，此时在去标的同时应治本。患者舌红、苔黄腻，脉数，一派火热之象，故在利水的同时加入清热之品，改用中满分消丸清利湿热。与原方相比，该方中党参、炒白术均可健脾行气，鸡骨草清热解毒，黄连、黄芩分清上中焦湿热，厚朴、枳实、砂仁行气除胀，少量干姜辛散，全方配伍精准，遣方用药均有法可依，有理可循，故三诊见症状迅速好转。

【出处】2022 年第 7 期《湖南中医杂志》。

案 2　腹泻

某男，7 岁。患儿日食瓜果甚多，偶患泄泻，泄下稀水兼夹稠黏臭秽之物，泄而不爽，日下 10 余次。并见腹胀腹痛，发热口渴等症。患儿精神萎靡，饮食少进。察其舌苔黄腻、脉数。余思此时恰值炎暑当令，患儿必感暑热，故其发热口渴；过食生冷瓜果，冷湿克伐肠胃，故见腹痛腹胀。暑湿相合，升降失序，清浊不分而为泄泻。乃用苦寒以清热，淡渗以利湿。辨证：湿热内阻。治法：清热解暑，化湿止泻，葛根芩连汤合四苓散加减。

葛根 12 克	黄芩 6 克	黄连 3 克	茯苓 12 克
焦术 10 克	泽泻 6 克	猪苓 6 克	建曲 10 克
甘草 3 克			

服药 2 剂，每日 1 剂，水煮 400 毫升，每次 200 毫升，早晚温服，泄止病愈。

【按】暑湿暴泄，多属实证。治须清热利湿，去其邪气，邪气去则泄可止，清热止泄莫若葛根芩连汤，方中芩连苦寒清热而厚肠胃，葛根升津透热，甘草和益胃气，故仲景以此方治邪热下利。渗湿止泄必须利小便，《儒门事亲》云：“凡治湿皆可以利小溲为主”。取四苓散利小便者，利其水湿之邪也。小便既利，则清浊分大便复常。

【出处】2022 年第 6 期《实用中医内科杂志》。

案 3　腰椎间盘突出症

刘某，女，76 岁。湖南株洲人。因腰痛、左下肢疼痛、麻木就诊。就诊时间：2017 年 10 月 8 日。症见：腰部疼痛，左下肢疼痛、麻木，左下肢浮肿，头重口干，舌边紫，舌苔薄黄，脉弦细数。腰椎 MRI 提示有“腰椎间盘突出”。西医诊断：腰椎间盘突出症。中医诊断：腰痛。辨证：湿热瘀阻经络。治法：清利湿热、活血止痛。主方：身痛逐瘀汤加减。用药：

黄芪 20 克	苍术 5 克	黄柏 6 克	牛膝 20 克
地龙 10 克	独活 10 克	秦艽 10 克	香附 10 克
当归 10 克	川芎 6 克	乳香 8 克	没药 8 克
桃仁 10 克	红花 5 克	蜈蚣 1 条	木瓜 15 克
汉防己 6 克	茯苓皮 15 克	五加皮 10 克	水蛭粉 5 克
甘草 6 克			

30剂，水煎服，分2次温服。

【按】本案患者湿热困阻，上犯头目则头重口干、舌苔黄腻。同时，舌边紫，证实瘀血内存，瘀血阻滞经络则腰痛，左下肢疼痛、麻木。治宜清利湿热、活血止痛，以身痛逐瘀汤为主方，合加味二妙散清热祛湿止痛，黄芪补气助血行，更有虫类药物搜剔经络、专于活血逐瘀。身痛逐瘀汤出自《医林改错·卷下》，王清任云："凡肩痛、臂痛、腰疼、腿疼，或周身疼痛，总名痹症……古方颇多，如古方治之不效，用身痛逐瘀汤"。国医大师熊继柏的学术继承人姚欣艳临床观察发现，身痛逐瘀汤治疗坐骨神经痛疗效确切，尤其适用于老年腰腿痛患者。

【出处】2021年第7期《湖南中医药大学学报》。

案4　多发性骨髓瘤致双腿痿弱

曾某，男，61岁，湖南郴州人，门诊病历。初诊：2018年10月14日。患多发性骨髓瘤（DS分期Ⅲ期），重度贫血。诉腰背疼痛5个月。近日双腿痿弱，不能站立行走，大便秘结。舌边紫，舌苔黄白腻，脉细数。辨证：湿热夹瘀。治法：清利湿热，祛瘀止痛。主方：加味二妙散合失笑散。处方：

苍术6克	黄柏10克	川牛膝20克	萆薢10克
秦艽10克	当归6克	汉防己6克	木瓜20克
薏苡仁15克	延胡索10克	生蒲黄10克	五灵脂10克
煅乳香6克	煅没药6克	桃仁10克	火麻仁30克
酒大黄3克	甘草6克	水蛭粉5克	

30剂，水煎服，分2次温服。

2018年11月11日二诊：诉服药后左腿疼痛减轻，已能站立行走，大便已通畅，但不欲食。舌苔薄黄，脉细数。方已对证，药已取效。原方减去大黄、火麻仁，加续断15克、神曲10克、山楂10克，再进30剂。

2018年12月12日三诊：诉腿痛已止，已能行走，但精神疲乏，面色淡黄，兼口舌生疮。舌淡苔黄，脉细数。拟参芪四妙散加味合金铃子散，一以益气固本，二以清热利湿止痛。处方：

西洋参 8 克	黄芪 30 克	苍术 6 克	黄柏 10 克
川牛膝 20 克	薏苡仁 20 克	木瓜 20 克	川楝子 10 克
延胡索 10 克	连翘 10 克	栀子 10 克	

30 剂。

2019 年 1 月 11 日四诊：诉双足已能行走自如，但仍腰腿痛，兼口周生疮，食纳较差。舌苔薄黄，脉细数。此时双腿痿弱已止，但腰腿痛，仍拟加味二妙散。处方：

苍术 6 克	黄柏 10 克	萆薢 10 克	秦艽 10 克
当归 6 克	汉防己 6 克	木瓜 15 克	川牛膝 20 克
薏苡仁 15 克	桃仁 10 克	延胡索 10 克	连翘 10 克
栀子 10 克	山楂 15 克	甘草 6 克	

40 剂。

【按】本案患者腰背疼痛 5 个月，近日双腿痿弱，不能站立行走，系痿痹同病。中医认为痹病日久，可以演变为肌肉萎缩、肢体运动障碍之痿病。《素问·痿论》中谓“发为肌痹，传为脉痿”及“有渐于湿，以水为事，若有所留，居处相湿，肌肉濡渍，痹而不仁，发为肉痿”。该患者双腿痿弱，大便秘结，舌边紫，舌苔黄白腻，脉细数，显是湿热夹瘀，故予《医宗金鉴》加味二妙散清热燥湿、通利筋脉，合失笑散祛瘀止痛，加桃仁、水蛭以加强活血化瘀通络之效，方证合拍，故取良效。

【出处】2019 年第 11 期《湖南中医药大学学报》。

张大宁：滋肾清利，补肾活血

张大宁，1944年9月生。主任医师、教授。六代御医传人，从事中医肾病的临床、科研与教学工作60余年，提出了“心-肾轴心系统学说”“肾虚血瘀论和补肾活血法”等新的理论，将中医肾病学从中医内科学中科学地划分出来，成为一门独立的、系统完整的中医临床学科。他提出“心-肾轴心系统学说”“肾虚血瘀论和补肾活血法”等理论，现已在除肾病外的多种病症中得到广泛应用。以此理论为指导，研制了“补肾扶正胶囊”“活血化瘀胶囊”“补肾止血胶囊”“肾衰排毒胶囊”“糖肾康胶囊”等二十余种中成药。2014年10月，荣膺第二届“国医大师”称号。

案1 慢性肾衰

患者某，男，63岁，2018年3月20日因“发现血肌酐(Scr)升高3年，乏力、恶心欲吐1个月”就诊。患者既往慢性肾小球肾炎病史30年。3年前体检时发现肾功能异常，Scr220微摩/升，尿素氮(BUN)9.4毫摩/升，未系统诊治。1个月前，自觉乏力、恶心欲吐，复查肾功：Scr352微摩/升，BUN16.4毫摩/升，尿酸540微摩/升；血常规：白细胞7.88×10^9/升，红细胞3.2×10^{12}/升，血红蛋白95克/升；CRP34毫克/升。刻下症：面色晦暗，乏力，懒言，身体困重，腰酸痛，晨起恶心欲吐，后背及皮肤瘙痒，双下肢轻度水肿，纳少，寐可，大便2日1次，小便调。舌暗红，苔黄腻，脉沉涩。血压120/80毫米汞柱。西医诊断：慢性肾衰；中医诊断：虚劳；证型：肾虚血瘀，湿浊内蕴。治则：补肾活血，降浊排毒。处方：

生黄芪120克	土茯苓30克	荠菜花30克	丹参30克
大黄30克	蒲黄炭30克	茵陈30克	五灵脂30克

三棱30克　　　莪术30克　　　蒲公英30克　　白花蛇舌草30克
白术30克　　　砂仁30克　　　川芎60克　　　大黄炭30克
败酱草60克

7剂，3日1剂，水煎服，每次200毫升，每日两次。

2018年4月14日二诊：患者服药2周，恶心欲吐消失，仍乏力，皮肤瘙痒好转，纳食增加，大便每日1～2次，小便调，舌暗红，苔黄腻，脉沉涩。上方黄芪加至150克，去荠菜花、白花蛇舌草，加党参30克。12剂，3日1剂，水煎服，每次200毫升，每日2次。

2018年5月21日三诊：患者面色晦暗、乏力明显好转，腰酸痛，尿中泡沫多，大便2次每日。舌暗红，苔薄黄，脉沉。肾功能：Scr302微摩/升，BUN12.4毫摩/升，尿常规：蛋白(++)，潜血(+)，24小时尿蛋白定量3.17克。二诊方加金樱子30克、芡实30克、煅牡蛎60克(先煎)。12剂，3日1剂，水煎服，每次200毫升，每日2次。

后随访，患者乏力、恶心症状不明显，多次查Scr在200～300微摩/升，尿蛋白在(+)～(++)之间。

【按】患者乏力、懒言是典型的气虚表现，恶心欲吐、皮肤瘙痒是浊毒上逆、外溢之表现，大剂量黄芪匡扶正气，托邪外出。丹参、川芎活血化瘀，脏腑经络气血更加通畅。土茯苓、荠菜花两者合用，清热利湿、泄浊。大黄降逆泄浊排毒、茵陈善清利湿热、五灵脂、蒲黄炭活血化瘀。三棱、莪术气血双治，活血化瘀；湿浊之邪日久化为湿热，故用蒲公英、白花蛇舌草清热祛湿解毒。合用白术、砂仁调理脾胃，散精微而运湿浊。二诊，考虑正气不足，加大黄芪用量，并配合党参，使益气健脾之力增强。三诊，肾功能水平好转，但大量蛋白尿，预后不佳，予金樱子、煅牡蛎、芡实，意在补肾、固涩，从而健脾益肾，减少精微下泄，从而延缓病情进展。

【出处】2021年09期《中华中医药杂志》。

案2　慢性膀胱炎

高某某，女，58岁。2018年1月2日就诊。主诉：间断尿频、尿急、尿痛2年余。患者2年前无明显诱因出现尿频、尿急、尿痛等症状，曾于天津某大型三甲医院行"尿道肉阜切除术"，膀胱病理示：（膀胱黏膜）上皮大部分脱落，残留少许尿路上皮细胞，固有膜水肿，纤维平滑肌组织增生伴慢性炎症，未见肥大细胞。术后症状时轻时重，多次血常规、尿常规、尿培养+药敏均未见明显异常。曾自服抗生素及三金片、尿路通颗粒、银花泌炎灵等中成药，服药后疗效时好时坏，患者不堪其苦。为求中医治疗求诊我科，现症：尿频、尿急、尿痛，腰酸乏力，时有烦热，口干欲饮，纳食少，寐欠安，夜尿6～7次，大便黏腻，2日1行。舌暗淡，苔黄腻，脉细数。患者既往体健。中医诊断：淋证；证候诊断：肺脾肾气阴两虚，膀胱湿热证。西医诊断：慢性膀胱炎。治法：补肾健脾益肺，清利湿热。处方：自拟滋肾清利汤合六味地黄丸加减。药用：

生黄芪60克	熟地30克	山萸肉30克	丹皮30克
山药30克	茯苓30克	泽泻30克	女贞子30克
旱莲草30克	石斛30克	杜仲30克	败酱草60克
石韦60克	瞿麦30克	萹蓄30克	金钱草30克
砂仁30克			

2018年1月30日二诊：尿频、尿急、尿痛缓解，烦热较前减轻，胃纳不香，寐欠安，夜尿4～5次，大便黏腻，2日1行。舌暗红，苔黄腻，脉细数。前方加木香30克以行气化湿，健胃调中。

2018年2月20日三诊：尿频、尿急、尿痛显著缓解，稍有烦热，纳寐尚可，夜尿3次，大便稍黏，2日1行。舌暗红苔黄腻，脉细数。效不更方，随症加减至2018年4月，症状稳定，随访至今未复发。

【按】患者为老年女性，肾气已衰，不能为膀胱行其津液，故腰酸乏力，夜尿频多；加之湿热流连于膀胱，故尿频、尿急、尿痛，大便黏腻不爽，舌暗淡，苔黄腻。湿热日久损及阴液，故烦热、口干、苔少、脉细数。张大宁教授辨证为"肺脾肾气阴两虚，膀胱湿热"。方用滋肾清利汤以培补肾气、祛湿除热，加用六味地黄丸以滋阴降火。更加石斛、杜仲温肾填精；女贞子、墨旱莲补肾强阴；败酱草、金钱草增强祛湿除热之力；砂仁以益气和中，养胃进食。诸药合用，共奏补肾健脾益肺、清利湿热之功。

【出处】2019年05期《中医药通报》。

案3 慢性肾炎

患者某，女，32岁，慢性肾炎病史6年，否认其他慢性病史。6年前患者因腰酸痛就诊于当地医院，时查尿常规+沉渣：潜血：(3+)，蛋白：阴性，红细胞镜检：12～15个/HP。尿相差镜检示：肾性血尿。诊断为慢性肾炎。6年来，患者于该医院及周边多家医院口服中药汤剂治疗，腰酸痛时轻时重，尿常规中潜血波动在(2+)～(3+)之间，病情控制欠佳。2017年3月，患者慕名至张教授门诊。就诊时，患者神志清，焦虑状态，腰酸痛，周身乏力，无头晕头痛，无咳嗽咯痰及胸闷憋气，偶有心慌，无心前区及后背痛，纳可，多梦，尿量可，大便1日1行，舌质暗红，苔黄腻，脉沉。查BP：120/75毫米汞柱。2017年3月22日于当地医院查尿常规+沉渣：潜血：(3+)，蛋白：阴性，红细胞镜检：10～15个/HP。尿相差镜检示：肾小球性红细胞90%。肝肾功能、血常规、心电图及肝胆胰脾彩超、泌尿系彩超、妇科彩超均未见异常。初步诊断：中医诊断：腰痛(慢肾风)；症候诊断：脾肾两虚，湿热瘀阻；西医诊断：①慢性肾炎；②失眠。治疗方案：予以补肾健脾、清热祛湿、化瘀止血、养心安神为法，予肾炎方加减：

生黄芪90克　党参30克　茯苓30克　炒白术30克
女贞子30克　旱莲草30克　杜仲30克　槲寄生30克
土茯苓30克　荠菜花30克　清半夏30克　黄连15克
薏苡仁60克　丹参60克　川芎60克　三七片30克
茜草炭60克　仙鹤草60克　鹿衔草30克　酸枣仁30克
合欢皮30克　升麻15克

将上述药物水煎浓缩成1800毫升药汁，3日1剂，共10剂。每次200毫升，每日2次，饭后温服。

2017年4月19日二诊：患者神志清，精神可，腰酸痛好转，周身乏力明显减轻，无头晕头痛，无咳嗽咯痰及胸闷憋气，无心慌，无心前区及后背痛，纳可，寐安，尿量可，大便1日1行，舌质暗红，苔微黄腻，脉沉。查血压：125/85 毫米汞柱。2017 年 4 月 18 日于当地医院查尿常规+沉渣：潜血：（1+），蛋白：阴性，红细胞镜检：5～10 个/HP。尿相差镜检示：肾小球性红细胞 95%。治疗方案：予以补肾健脾、清热祛湿、化瘀止血、养心安神为法，予肾炎方加减：

生黄芪 60 克	党参 30 克	茯苓 30 克	炒白术 30 克
女贞子 30 克	旱莲草 30 克	杜仲 30 克	槲寄生 30 克
土茯苓 30 克	荠菜花 30 克	薏苡仁 60 克	丹参 60 克
川芎 60 克	三七片 30 克	茜草炭 60 克	酸枣仁 30 克
升麻 15 克			

将上述药物水煎浓缩成 1800 毫升药汁，3 日 1 剂，共 10 剂。每次 200 毫升，每日 2 次，饭后温服。

2017 年 5 月 24 日三诊：患者临床不适症状消失，舌脉基本正常，尿常规中红细胞转阴。在二诊方药基础上减去土茯苓、荠菜花和茜草炭，继续服用汤剂 1 个月，后停药。至今，患者血尿未再复发。

【按】该病例貌似简单，但临床尤为常见。尿中潜血反复发作，可迁延多年，很难消失。该患者尿潜血形成有 4 方面原因：①脾肾两虚，固涩不利，血溢脉外而成血尿。②湿热内盛，扰动血室，加重血尿。③肾络瘀阻，血不归经，致使血尿迁延。④睡眠欠安，君主不宁，促使病情反复，影响疗效。4 个原因彼此作用，相互影响，成虚虚实实之势，是血尿经久不愈、反复发作的根本原因。张教授选用四君子汤加二至丸为基础方，并重用黄芪，以温补脾肾；薏苡仁、土茯苓、荠菜花等清利湿热；丹参与川芎合用以并行气血，疏通瘀滞；三七片、仙鹤草等止血不留瘀，活血不伤血；酸枣仁、合欢皮解郁安神，帮助睡眠；少许升麻起升提固涩之效。诸药合用，共奏补益脾肾、祛湿清热、化瘀止血、安神助眠之功。

【出处】2019 年 02 期《中华中医药杂志》。

林天东：异病同治，补肾疏通

林天东，1947年12月生，海南省万宁市人。主任医师，教授。从医60年来，一直致力于中医临床科研及执教工作，整合构建了以因“毒”致病与解“毒”治病和立道保健理论为核心的黎医药学理论体系；首创建琼州经方流派，并首次提出“南方以阳虚、寒病者多，宜用伤寒方”等观点，打破“南不用麻桂，北不用石膏知母”的禁锢，独创性提出“南方宜用麻桂，因温散之性可疗南方寒凉体质；北方宜用石膏知母，其清热之性可去北方之内燥”等论述；还构建了海南地区不孕不育症中医诊疗体系，创造性提出“男方女用、女方男用”等临证思想。2022年7月，荣膺第四届“国医大师”称号。

案1　慢性前列腺炎

黄某，35岁，海南文昌人。于2016年6月15日因“尿频、尿急1年”就诊。初诊症见：尿频、10次每日，尿急、排尿不顺畅，偶小便刺痛及尿道口灼热，色黄，时有尿不尽，夜尿2次，会阴部及双侧腹股沟稍不适，小腹时有胀闷不适，阴囊潮湿，有异味，易出汗，易滑精。近期出现性欲下降，勃起硬度较前减退，钠眠一般，食欲较差，易有饱闷感，大便稀溏，3次每日，舌红苔黄腻，脉滑数。林老诊后认为，此乃明显的肾虚湿热蕴结之证，治以清热祛湿，固肾止浊。方用易黄汤加减。处方：

山药15克　　芡实15克　　黄柏15克　　车前子15克（包煎）
白果10克　　生薏苡仁15克　　炒厚朴10克　　石榴皮10克
酸枣仁10g

7剂，水煎服，1天1剂，每日3次，每次100毫升。并嘱患者放松身心，清淡饮食。

2016年6月22日二诊，诉尿频、尿急改善，小便刺痛及灼热感消失，会阴部及阴囊潮湿缓解，小腹胀闷感减轻，大便次数较前减少，但仍有勃起功能不佳。舌红苔黄稍腻，脉滑数。续前方去炒厚朴，加仙茅10克、阳起石10克，7剂，煎服法同前。

2016年6月29日三诊，患者诉尿频、尿急症状明显改善，勃起硬度较前好转。纳眠可，大便调，舌红，苔薄黄，脉滑。续前方，薏苡仁减至10克，加炒麦芽20克、淫羊藿15克。7剂，煎服法同前。

2016年7月6日四诊，患者诉不适症状消失，性欲好转，勃起硬度恢复较好，余未不适，纳眠可，二便调，舌红苔薄白，脉滑缓。续前方不变，14剂，巩固疗效。

【按】林教授认为该患者为典型的慢性前列腺炎，肾虚湿热之证明显，方选易黄汤加减。方中重用山药、芡实补脾益肾，为君药，白果收涩止浊，兼除湿热，为臣药，黄柏、车前子清热祛肾火，使湿邪有出路，为佐药。加薏苡仁，增强化湿之力，诸药合用，共奏清热祛湿，固肾止浊之效。再辅以仙茅、阳起石等改善勃起功能。主次症兼顾，较大程度缓解病人的不适。林老从“异病同治”的独特视角，运用易黄汤治疗慢性前列腺炎具有非常好的疗效。这一观点不仅是对中医理论“异病同治”的全新诠释，更是在此基础上丰富和充实了中医理论，且在临床上屡获奇效，用其独特的视角认识慢性前列腺炎，为临床上诊疗慢性前列腺炎提供了新的思路及理论。

【出处】2018年第2期《云南中医中药杂志》。

案2 输尿管结石

李某，男，38岁，2007年7月6日因左中下腹牵引左腰部疼痛、尿频急、恶心1天就诊。患者自诉日前凌晨3点开始左中下腹疼痛，不适并伴血尿1次，疼痛可向左腰部反射，当时到急诊就诊。B超示左输尿管中段结石9×6毫米，左肾积水20毫米，因体外冲击波碎石B超无法定位而求治于林天东。症见左上腹隐痛，可向左腰部放射，腹闷胀不适，舌质淡红，苔薄黄腻，脉弦滑。血常规 WBC9.8×10^9/升，NEU% 0.66，NEU6.4×109/升。尿常规 BLD(++)，PRO(-)，WBC(+)。诊断石淋(左输尿管结石并左肾积水)，证属膀胱湿热下注、肾气不足，治以补肾通利排石。方药：

胡桃仁 30 克	鸡矢藤 30 克	金钱草 30 克	葛根 20 克
车前子 20 克	海金砂 20 克	石苇 15 克	扁蓄 15 克
川牛膝 15 克	枳实 15 克	九香虫 10 克	淫羊藿 10 克
川芎 10 克	甘草 10 克		

7 剂，每日 1 剂，复煎取汁 1000 毫升，分 2 次温服，并嘱咐患者多运动、多饮水。胡桃仁每次服 15 克，直接嚼服。

2007 年 7 月 13 日二诊：患者精神改善，疼痛已缓解，饮食正常，小便频急，小便时欲大便感，舌质淡红，苔腻薄，脉弦滑。B 超示左输尿管下段膀胱入口处结石 9 毫升×6 毫升，左肾积水 16 毫升，血、尿常规正常，结合辨病治疗，故在前方基础上减川芎加乌药、川楝子各 15 克理气导滞，促进结石排出，每日 1 剂，复煎分 2 次温服，并嘱患者药后 40 分钟多运动，多喝水。

2007 年 7 月 20 日三诊：患者于 7 月 18 日晚服药运动后排下 1 枚结石，约 8 毫升×6 毫升，次日 B 超复查示双肾、输尿管、膀胱、前列腺未见异常，饮食二便自调，微感腰酸，口干乏力不适，舌质淡红，苔薄白，脉细数。此乃排石通淋后肾阴不足、津气虚弱之征，治宜滋阴补气，方药为六味地黄汤加味：

熟地 15 克	茯苓 15 克	山药 15 克	太子参 15 克
麦冬 15 克	天冬 15 克	枸杞各 15 克	山萸肉 10 克
泽泻 10 克	丹皮 10 克	白术 10 克	五味子 10 克

共 5 剂，每日 1 剂，复煎分 2 次温服。患者服 5 剂症状消失，疾患告愈。

【**按**】林教授指出石淋(输尿管结石)是肾虚为本，膀胱湿热为标，其病位在肾与膀胱，治以补肾和通利膀胱湿热，并根据多年的临床经验，在通利膀胱湿热的治疗中，重用海南当地黎药鸡矢藤，明显提高排石率，降低肾绞痛的发作。方中胡桃仁、淫羊藿温肾助阳，九香虫补肾、理气止痛，三药合用补肾壮阳，促进肾的气化功能升清降浊(石)

于外；金钱草、石苇、海金砂、车前子、萹蓄清热利水、通淋排石，鸡矢藤、葛根舒解尿管挛拘、止痛排石。鸡矢藤本是海南当地散瘀止痛黎药，林天东基于其能松弛输尿管平滑肌的药理，在治疗时重用其解痉排石，葛根助鸡矢藤解除尿管挛拘，促进排石，诸药合用共奏补肾解痉、通淋排石之功。

【**出处**】2015年第1期《中国中医基础医学杂志》。

案3　精液不液化症

王某，30岁。2003年5月23日初诊。主诉：婚后2年半有性生活、未避孕而未能生育。妻子生殖功能正常。患者少腹胀闷、腰能酸痛、早泄、时有尿频、大便用力时尿道口滴白。男科检查，外生殖器发育正常，睾丸附睾无肿大压痛，双侧精索静脉无曲张。多次精液常规，精液量正常，液化时间超过4小时。肛诊：前列腺稍突隆，质稍硬，无明显压痛，中央沟存在，表面光滑，边界清楚。前列腺液常规镜检：卵磷脂小体(+)，WBC(+++)/HP。血液性激素检测，各项指标均正常。舌质红，苔黄厚，脉弦数。诊断为原发性男性不育，精液不液化症(慢性前列腺炎)。证属湿热下注兼有气滞血痕。方用自拟之促液化汤：

萆薢15克	石菖蒲10克	车前子10克	莲子心5克
茯苓15克	黄柏5克	龙胆草8克	土茯苓20克
黄芩10克	苦参10克	赤芍10克	白茅根10克
益母草10克	茜草10克	乌药10克	益智仁5克

每日1剂，水煎服，30剂为1个疗程。治疗1个疗程后，患者少腹胀闷、腰骸酸痛等症状明显减轻。查精液常规：30分钟精液已完全液化，精子密度6500万/毫升，精子成活率70%，精子活动力正常；前列腺液常规：卵磷脂小体(+++)，WBC(+)/HP。予继服1个疗程巩固疗效。数月后随访，其配偶已怀孕。

【**按**】中医认为，精液不液化主要是由于各种原因(如嗜食醇甘厚味，性事不洁等)湿热凝聚，下注于下焦，阻滞阳道，而致精浊混淆、精室受蒸而精液难化。湿热阻滞日久，气机不利，而致气血瘀阻，加重了精液不液化。因此，湿热下注兼有气滞血痛是本症最常见的病机。该患者有典型的慢性前列腺炎临床症状，辨证属湿热下注兼有气滞血瓣。故治疗应清热利湿、活血化瘀。林教授自拟促液化汤是在《医学心悟》程氏萆薢分清饮的基础上去白术、丹参加龙胆草、土茯苓、黄芩、苦参、赤芍、白茅根、益母草、茜草、乌药、益智仁等药而成。本方除用于治疗湿热下注之精液不液化症外，还可用于治疗湿热下注兼气滞血瘀之慢性前列腺炎和死精症，也有满意的疗效。

【出处】2005 年第 6 期《中医杂志》。

李佃贵：化浊解毒，辨证施治

李佃贵，1950 年 7 月生，河北张家口人，主任医师、教授、博士生导师。从医 50 多年，从公社卫生所的基层中医干起，俯身临床，精研临床，升华临床，在脾胃病领域不断凿深掘进，以中医病因学的理论为基础，首次提出和创立了“浊毒学说”，从理论上阐明了慢性萎缩性胃炎及其癌前期病变的病因病机，并以此为理论依据，制定了以“解毒”“化浊”“和胃”三法合一为主治疗慢性萎缩性胃炎癌前病变的一整套严谨的治则、治法，研制出系列纯中药制剂，打破了“胃癌前病变不可逆转”理论的束缚，为纯中药制剂治疗慢性萎缩性胃炎癌前病变提供了一条崭新的思路。2017 年 6 月，荣膺第三届“国医大师”称号。

案 1　急性放射性肠炎

张某，男，62 岁。2021 年 10 月 28 日初诊。直肠癌术后放疗 1 个月，黏液血便伴胃胀、乏力 14 天。患者直肠癌术后行放射治疗 1 个月，14 天前出现黏液血便，伴胃胀、乏力。刻诊：黏液血便，每日 3～4 次，量少，里急后重，腹痛，伴胃胀、乏力，无恶心、呕吐。舌黯红，苔黄腻，脉弦滑。肛门指诊：肛内指感烧灼感，可触及多个柔软团块，指套退出染血性分泌物，较多。肛镜检查：可见直肠黏膜充血、红肿，伴见鲜血渗出。西医诊断：急性 RE。中医诊断：肠澼。证属脾虚湿盛，浊毒内蕴。治宜化浊解毒，健脾利湿。处方：

百合 12 克	乌药 12 克	当归 9 克	川芎 9 克
白芍 30 克	茯苓 15 克	白术 6 克	三七粉 2 克（冲服）
白花蛇舌草 15 克	半枝莲 15 克	黄连 15 克	黄柏 9 克
苦参 12 克	鸡骨草 15 克	白头翁 15 克	仙鹤草 15 克

秦皮 15 克　地榆 12 克　木香 9 克　葛根 15 克
芡实 9 克

共 7 剂，每日 1 剂，水煎 2 次取汁 300 毫升，分早、晚 2 次服。嘱患者少食多餐，清淡饮食，忌辛辣油腻刺激，保持心情愉悦。

2021 年 11 月 05 日二诊：患者仍诉腹泻，每日 3 次，肛门灼热减轻，便血明显减少，胃胀好转，乏力减轻，纳寐可。舌黯红，苔黄腻，脉弦滑。初诊方去黄连、黄柏、白头翁、秦皮，加党参 15 克，共 7 剂，煎服法同前。

2021 年 11 月 14 日三诊：患者大便每日 1～2 次，稍成形，无黏液脓血，仍诉乏力，口干不苦。舌红，苔黄腻，脉弦细滑。二诊方去白花蛇舌草、半枝莲、鸡骨草、苦参、木香、地榆、仙鹤草，加生地黄 10 克，共 7 剂，煎服法同前。1 周后电话随访，腹泻消失。

【按】本例患者长期接受放射线的照射，热毒之邪郁遏于肠腑，脾胃升降失调，则胃胀、乏力；伤血灼络，迫血外行，则见黏液血便。观其脉证，以脾虚湿盛、浊毒内蕴为主，治以清热化浊解毒为法，同时应注意活血化瘀，补益脾胃。方以白头翁汤加苦参、木香、地榆、仙鹤草清热利湿，化浊止血；白花蛇舌草、半枝莲、鸡骨草清热利湿，化浊解毒；茯苓、白术、芡实健脾和中，利水渗湿；当归、川芎、白芍、三七粉养血活血，行气化瘀；百合、乌药健脾行气，和胃止痛，再辅以轻扬升散之葛根，以升阳止泻。二诊时，患者肛门灼热减轻，便血减少，故去清热止痢之黄连、黄柏、白头翁、秦皮，仍诉胃胀、乏力，加党参甘温补中，和脾胃，促健运。三诊时，察患者舌脉可知诸症渐好，湿热已消，阴津已伤，故去化浊解毒之白花蛇舌草、半枝莲、鸡骨草，加生地黄滋阴凉血，顾护阴液。

【出处】2022 年第 4 期《河北中医》。

案 2　胃多发性息肉切除术后

患者某，女，46 岁，2018 年 12 月 20 日初诊。主诉：反复胃息肉 3 年。2015 年在当地医院查电子胃镜诊断为胃多发息肉，慢性非萎缩性胃炎，行胃息肉摘除术及高频电灼术，之后每年复查胃镜均报告显示多发性息肉并行镜下切除。2018 年 11 月 6 日患者再次复查电子胃镜病理示：（胃底）腺性息肉。既往有乳腺增生、甲状腺结节病史。刻诊：情绪低落，疲乏，纳呆，形体偏胖，大便黏腻不成形，每日 2～3 次。舌暗苔白腻，脉弦滑。余未见不适。西医诊断：胃多发性息肉切除术后，慢性非萎缩性胃炎。中医诊断：症积；证型：痰湿郁结，浊毒内蕴。治法：醒脾运脾，化痰祛湿，以清浊毒。处方：

茯苓 15 克	白术 12 克	苍术 9 克	白扁豆 15 克
清半夏 6 克	陈皮 12 克	广藿香 15 克	佩兰 15 克
紫豆蔻 9 克	石菖蒲 12 克	枳壳 12 克	荔枝核 12 克
野葡萄藤 15 克	藤梨根 12 克	莪术 9 克	全蝎 6 克

14 剂，日 1 剂，水煎，分 2 次早晚饭后温服。

2019 年 1 月 5 日二诊：药后自觉食欲渐增，大便较前略有成形，但情绪仍低落不舒，疲乏无力。舌暗苔白腻，脉弦滑。上方加红曲 9 克、香附 20 克，14 剂，煎服法同前。

2019 年 2 月 14 日三诊：药后患者自觉诸症均有改善，按原方继服。近来自诉进食甜食后胃脘时感烧灼，咽部有异物感，大便黏腻，便后不爽，每日 1 次。舌暗红，苔黄腻，脉弦滑。二诊方去苍术、白扁豆、石菖蒲，加茵陈 9 克、黄连 12 克，14 剂，煎服法同前。

2019 年 3 月 2 日四诊：患者胃、咽部不适感均好转，现情绪低落、疲乏无力较前明显改善，大便略不成形，每日 1～2 次。舌暗苔薄白腻，脉弦滑。处方：

茯苓 15 克	白术 12 克	清半夏 6 克	陈皮 12 克
广藿香 12 克	佩兰 9 克	枳壳 12 克	香附 15 克
茵陈 9 克	黄连 9 克	野葡萄藤 15 克	藤梨根 12 克
莪术 9 克	全蝎 6 克	余甘子 12 克	山萸肉 12 克

28 剂，煎服法同前。

患者先后加减服药 150 余剂，结合精神、饮食、起居、运动进行调养，于 2019 年 6 月 15 日复查电子胃镜：慢性非萎缩性胃炎，镜下未见息肉。

【**按**】本案患者中年女性，有胃息肉反复发作病史，且既往有乳腺增生、甲状腺结节病史，其胃部症状不明显，结合胃镜，联合症、征，明确痰湿郁结、浊毒内蕴是胃息肉反复发作的原因，治疗当以化浊解毒为主，初诊时以茯苓、白术、苍术、白扁豆健脾助运，清半夏、陈皮化痰行气，广藿香、佩兰、紫豆蔻、石菖蒲芳香化湿醒脾，野葡萄藤、藤梨根解毒防变，枳壳、荔枝核调气机，莪术、全蝎和血络，诸药共伍，复脾运，消痰湿，散浊毒，以防息肉再生。二诊时增加健脾、益气、解郁之力；三诊时有痰湿郁热、浊毒渐进之象，减轻健脾化浊之力，增加清热泄毒之用；四诊时遵循上方，守法守方，结合调摄，继续治疗。经治疗半年，患者胃镜报告未见息肉再发。

【出处】2022 年第 2 期《中华中医药杂志》。

王庆国：经、时并用，药证相合

王庆国，1952年10月生，河北省沧州市人。教授，博士生导师。从事中医临床、教学、科研工作40余年，师承于“伤寒泰斗”刘渡舟先生，为“燕京刘氏伤寒学派”第三代传人，一直致力于仲景学说研究，临床善用经方，不薄时方，知守善变不落巢窠，多方采撷各取其长，对多种内、妇、儿科疾病有丰富的治疗经验。主要研究方向为：中医辨证论治理论体系的研究、经方治疗常见病疑难病的研究、经方配伍规律与作用机理的研究。临床以中西医结合治疗消化系统疾病、风湿类疾病见长。2022年7月，荣膺第四届“国医大师”称号。

案1　胆囊炎切除手术后

患者，杨某，女，53岁，自诉1年前胆囊炎切除手术后出现口苦至今，平素容易感冒，动则汗出。刻下证：口苦，畏风寒，背痛，右耳鸣甚，舌质淡、苔黄白而腻，脉沉弱。辨证为肝脾不和、表虚不固。治以调和肝脾、固表止汗。方用柴胡桂枝干姜汤合玉屏风散加减。处方：

柴胡10克	桂枝15克	党参20克	炒黄芩12克
白芍20克	干姜15克	大枣3枚	法半夏15克
葛根20克	煅牡蛎15克	炙甘草30克	浮小麦30克
生黄芪30克	防风15克	炒白术30克	生杜仲20克
菟丝子15克	淫羊藿15克		

7剂，水煎服，每日1剂。

7剂后复诊：口苦、恶风大减，背痛、耳鸣愈，今日腹胀、食少。前方去杜仲、淫羊藿、葛根、菟丝子、干姜，加茯苓20克、薏苡仁15

克、焦三仙各10克、陈皮15克、白扁豆10克。药后诸症大减，续服14剂而愈。

【按】本案患者因胆囊炎切除手术后邪热未除，郁结在内，阻遏少阳气机，导致肝脾不和。少阳气机日久不通导致卫阳被遏，进而产生表虚不固证。少阳枢机不利，郁而化热，胆汁上溢，故口苦；表虚太阳经气被遏，故畏风寒、背痛、舌淡脉沉；久病伤及肾精，故耳鸣。方中柴胡桂枝干姜汤清少阳之热，兼温太阴之寒；半夏降逆和胃，使上溢之胆汁得降。少阳气机得复，胃气得降故口苦得缓。玉屏风散、葛根、白芍、浮小麦等相合可固表益阴和营；杜仲、菟丝子、淫羊藿益肾填精。诸药合用，使少阳枢机得畅，太阳经气得复，肾精得补，故口苦、恶风、耳鸣诸症大减。二诊气机恢复，而暂有气滞所致，去葛根及补肾之品，加入健脾消食行气诸药调理而愈。

【出处】2018年8月3日第四版《中国中医药报》。

案2 痛风

患者，男，53岁。2017年7月19日初诊。主诉：左足关节肿痛反复发作7年余，再发加重1天。患者7年前无明显诱因出现左足关节红肿热痛，前往西医院治疗，诊断为“痛风”，予以对症处理后症状缓解出院。此后每于进食海鲜、啤酒时症状复发，1天前因饮食不慎于夜间深睡时再次出现左足关节肿痛，当时未服用药物，后症状逐渐加重。刻症：患者左足第一跖趾关节处肿痛，活动受限，局部肤温增高，寐差，二便可，舌质红黯，苔黄白腻，脉滑数。实验室检查：尿酸488微摩尔/升。辨证为湿热痹阻证，方选穿藤通痹汤合四妙散加味。处方：

黄柏15克	苍术20克	防己15克	生石膏40克
桂枝15克	威灵仙15克	知母10克	牛膝15克
炒薏苡仁30克	忍冬藤30克	穿山龙30克	土茯苓40克
淫羊藿10克	泽泻12克	茵陈30克	羌活10克

7剂。

2017 年 7 月 26 日二诊：患者诉服药后关节疼痛明显减轻，局部皮肤无红肿，伴大便次数增加，舌常，苔白，脉滑。前方去生石膏、知母，黄柏减至 10 克，加茯苓 20 克。续服 14 剂后随诊，患者诉关节症状消失，精神状态良好。

【按】穿藤通痹汤包括穿山龙、青风藤、桂枝、芍药、知母、生石膏、炙麻黄、制川乌，由王教授依据桂枝芍药知母汤、白虎加桂枝汤化裁而来，具有清热祛湿、通络止痛之效。此案患者症见关节红肿热痛明显，结合舌脉，为湿热痹阻内盛之象，方选穿藤通痹汤清热通络，合四妙散增强清热化湿之效，全方寒温并用，共奏清热祛湿、通络止痛之功。二诊见大便次数增多，去生石膏、知母，黄柏减量，以减全方苦寒之性，加茯苓以健脾化湿止泻、促大便成形。

【出处】2018 年第 11 期《环球中医药》。

案 3　湿疹

刘某，女，24 岁。2010 年 1 月 22 日初诊。左手湿疹，发于手背处，状若钱币大小，潮红热肿，渗液不多，瘙痒剧烈，晚上尤其明显，影响睡眠。身体稍微恶寒，余无不适，舌暗红，苔薄，脉细数。此湿热在表，治以麻黄连翘赤小豆汤加减，以清热利湿，疏风止痒。处方：

炙麻黄 6 克	连翘 15 克	赤小豆 10 克	桂枝 10 克
白芍 15 克	苦参 15 克	地肤子 12 克	荆芥 10 克
当归 15 克			

7 剂。

2010 年 1 月 29 日二诊：患者诉瘙痒症状大减，皮损颜色变浅，药证相投，续服 7 剂。病告痊愈。

【按】湿疹是一种炎症性、变态反应性皮肤病。由于本病倾向湿润，故中医谓之“湿疮”。本案辨证属于湿热在表，系风邪客于肌表，湿热阻于肌肤，而致皮肤瘙痒，起红色丘疹，皮疹可发生于身体各处，但以面颊、四肢常见。自觉燥痒不适，伴有口干唇燥、咽痒、目赤、大便秘结等。王教授抓住本案属湿热内蕴，兼以外泛于表之病机，治宜清热利湿，祛风解表，用麻黄连翘赤小豆汤加减。其中赤小豆清热除湿通利小便，三物合用，有清热利湿退黄之功。梓根白皮，今人多以桑白皮代之。

【出处】2011年第8期《中医杂志》。

王晞星：病证合参，辨证论治

王晞星，1959年3月生，山西运城人。主任医师，教授，博士生导师。从事中医、中西医结合临床工作40年，秉承中医理论、勤于临床实践、创新中医理论体系，所获成果卓著。擅长：中西医结合治疗各种良恶性肿瘤、消化系统疾病及疑难杂病，尤其对胃肠功能性疾病有独到的治疗方法和研究成果；临床注重肝、脾在疾病发生、发展及预后的作用，多从肝、从脾胃诊治疑难疾病；应用“和法”治疗肿瘤及疑难杂症，疗效显著。2021年12月，获得首届“山西省优秀人才突出贡献奖”。2022年7月，荣膺第四届“国医大师”称号。

案1　膀胱癌术后

牛某，男，62岁。2020年4月21日初诊。膀胱癌术后10天。术后病理结果：膀胱浸润性乳头状尿路上皮癌，高级别分化，癌组织侵犯黏膜固有层。术后行吡柔比星30毫克膀胱内灌注化疗2次。刻下症见：小腹憋胀，腰困，自觉身热，夜寐不安，夜尿频，尿有臊味，舌淡红，苔白厚腻，脉细数。西医诊断：膀胱癌；中医诊断：淋证，辨证属湿热下注、阴虚火旺。予以四妙丸合当归贝母苦参丸加减。处方：

黄柏10克	苍术15克	薏苡仁20克	土茯苓30克
龙葵60克	百合30克	当归20克	浙贝母30克
苦参6克	知母10克	生地黄15克	牡丹皮30克
栀子6克	白花蛇舌草30克	蒲公英30克	乌药30克
炙甘草6克			

14剂，每日1剂，水煎，早晚分服。

2020年5月7日二诊：吡柔比星30毫克膀胱内灌注化疗4次后，

症见小腹憋胀，自觉身热，夜寐不安，夜尿频，咽干。舌淡红、苔白腻，脉细。辨证同前。予一诊方加减。处方：

黄柏 10 克	苍术 15 克	薏苡仁 20 克	土茯苓 30 克
龙葵 60 克	百合 30 克	当归 20 克	苦参 6 克
浙贝母 30 克	知母 10 克	牡丹皮 30 克	栀子 6 克
白花蛇舌草 30 克	石菖蒲 15 克	远志 20 克	生龙骨 30 克
炙甘草 6 克			

20 剂，每日 1 剂，水煎，早晚分服。

2020 年 5 月 28 日三诊：小腹憋胀，尿道口疼痛，自觉身热减轻，夜寐不安，夜尿频，小便灼热，大便稀，舌淡红、苔白腻，脉细。辨证同前。仍予一诊方加减。处方：

苍术 10 克	黄柏 10 克	薏苡仁 20 克	土茯苓 30 克
龙葵 60 克	百合 30 克	当归 10 克	苦参 6 克
浙贝母 30 克	白花蛇舌草 60 克	白茅根 30 克	牡丹皮 30 克
乌药 30 克	炙甘草 6 克		

14 剂，每日 1 剂，水煎服，早晚分服。

2020 年 7 月 2 日四诊：吡柔比星 30 毫克膀胱内灌注化疗 8 次后，次日行第 9 次膀胱灌注。刻下症见：小腹憋胀症状消失，自觉身热消失，小便灼热感减轻，腰困，睡眠表浅，夜尿频较前稍好转，尿有臊味，大便偏稀，舌淡红、苔白，脉细。辨证同前，继用原方清利湿热，并随证加减。

【按】王教授认为恶性肿瘤发端于天人不和，滋生于脏腑失和，表现为阴阳、气血、寒热、表里诸般不和，主张用“和法”治疗。膀胱癌系湿热毒邪蕴结日久，癌毒深重所致，患者虽手术去除肿瘤病灶，但下焦湿热毒邪留恋难除，应治以清利湿热为主。患者为膀胱症块手术切除后，又以化疗药物膀胱灌注辅助抗肿瘤治疗，故未选用蜈蚣、壁虎、山慈姑等攻伐之品。患者腰困、咽干、自觉身热、夜寐不安属湿热蕴结日久伤及肝肾之阴，加用生地黄、知母、栀子、牡丹皮滋阴泻火；小腹憋胀属湿热毒聚日久阻滞气机，用乌药、百合、甘草（百合乌药汤）行气止痛；小便灼热、尿道口疼痛属热邪炽盛，加白花蛇舌草、蒲公英以增清热解毒之力。

【出处】2021 年第 12 期《湖南中医杂志》。

案2　宫颈癌放疗后

患者，女，61岁。初诊时间为2018年5月22日。患者因阴道不规则出血，小腹不适于2018年1月行彩超+宫腔镜病检，示宫颈癌。后于2018年2月27日行手术治疗，术后病理：宫颈腺癌，2级，内生型，左盆4/10，右盆1/7，右髂1/1淋巴结转移，术后化疗第二周期(卡铂+紫杉醇)，放疗6次后，刻下症见：口干、口苦，素急躁易怒，腰困，带下色黄，质黏，伴异味，大便黏腻，1日1行，小便色黄，偶兼见淋漓涩痛，纳眠可，舌淡红，苔薄黄，脉细数。治则：清热燥湿。方用：

炒苍术15克　黄柏10克　薏苡仁20克　土茯苓30克
百合30克　龙葵30克　牡丹皮30克　大血藤30克
蒲公英30克　浙贝母30克　柴胡10克　白芍15克
炒枳实15克　延胡索30克　蜈蚣5克　炙甘草6克

14剂，水煎服，每日1剂，早晚分服。

2018年6月5日二诊：诸症皆有缓解，口苦、恶心缓解更加，食欲好转，仍口干、咽干，舌淡红，苔薄黄，脉细数。治则：养阴清热祛湿。方药：

炒苍术15克　黄柏10克　薏苡仁20克　土茯苓30克
百合30克　龙葵30克　北沙参30克　麦冬15克
太子参30克　蒲公英30克　浙贝母30克　柴胡10克
白芍15克　炒枳实15克　延胡索30克　蜈蚣5克
炙甘草6克

14剂，水煎服，每日1剂，早晚分服。患者之后再诊无明显不适，皆循前法，继续巩固治疗，随访。

【按】王教授从“下焦如渎”的功能入手，深入剖析宫颈癌放疗后不良反应的病因病机，明确其病情的演绎变化。本案患者初诊腰困，带下色黄、质黏、伴异味，大便黏腻，小便淋漓涩痛，符下焦湿热之象，并伴口苦，素急躁易怒，故方选四妙散合四逆汤加减。运用时因无两脚麻木、痿软无力等肝肾不足、筋骨无力之证，故去牛膝。土茯苓除湿解毒效佳；百合、龙葵利水除湿。全方以疏泄为先，和法为辅，从“下焦如渎”入手，着重强调祛湿除热，二诊时患者明显好转。后加太子参、北沙参、麦冬，益气滋阴，扶正培元，有效减轻患者放疗期间不良反应。

【**出处**】2020年第3期《时珍国医国药》。

案3 卵巢癌

刘某，女，45岁。2018年1月23日初诊。患者2016年12月28日因下腹部疼痛就诊于某医院，完善相关检查后确诊为“卵巢癌”。2017年1月4日行手术根治，术后病理示双侧卵巢高级别浆液性腺瘤癌，左侧宫旁组织见少许分化的癌。2017年1月24日~7月7日行TC方案化疗4周期，骨髓抑制明显，停止化疗。2017年10月24日复查，病情平稳。诊时症见：活动时下腹部疼痛明显，脐周亦痛，食纳、睡眠可，大便质可，1~2日1行，小便调，舌淡红，苔薄，脉弦细。辨证属肝肾两虚，湿毒内结。治法：滋补肝肾，解毒利湿。方用滋水调肝方加减。药用：

白芍30克	土茯苓30克	百合30克	龙葵30克
乌药30克	浙贝母30克	蛇六谷30克	山慈菇30克
生薏苡仁20克	熟地15克	苍术15克	山萸肉15克
蜈蚣2条	当归10克	柴胡10克	天龙10克
炙甘草6克			

30剂，每日1剂，水煎服。

2018年3月6日二诊：上方服后腹痛明显缓解，近乎消失。现症见：腰腿酸困或疼，稍活动即觉疲乏，夜间似觉潮热，食纳、睡眠可，二便调。证属肾阴亏虚。治法滋阴清热，解毒散结。药用：

土茯苓30克	百合30克	龙葵30克	乌药30克
石见穿30克	蛇六谷30克	山慈菇30克	浙贝母30克
生薏苡仁20克	熟地15克	山萸肉15克	苍术15克
知母10克	黄柏10克	天龙10克	蜈蚣2条
甘草6克			

30 剂，每日 1 剂，水煎服。

2018 年 4 月 25 日随诊，患者上方服后腰腿酸困或疼明显减轻，疲乏好转，夜间潮热消失。计划气温转暖复查后再次就诊。

【按】首诊中，患者肚脐周围及下腹部疼痛明显，上述部位均属肝经循行之所，故当归、白芍合用，并加大白芍用量以缓急止痛，取当归芍药散之意，再合百合、乌药共治腹痛，故初诊后腹部疼痛基本消失；术后、久病多虚，需肝肾同补，舌脉中并无明显化热之象，故方中知母、黄柏不用。二诊中，患者呈阴虚火旺之象，又因腹痛基本消失，故方中去当归、芍药、乌药，加知母、黄柏清其虚热，稍加变化，方证切合病机，丝丝入扣，故后期随诊中诸症明显减轻。

【出处】2019 年第 7 期《山西中医》。